Martha Schmitt

Das WUNDER der Geburt

Hebamme bei 3448 Geburten

CIP-Kurztitelaufnahme der Deutschen Bibliothek

Schmitt, Martha:
Das WUNDER der Geburt:
Hebamme bei 3448 Geburten / Martha Schmitt.
Wehrheim: MEDITEG 1990.
ISBN 3-924373-07-8

Titelfoto: Marina Raith
Illustrationen: Paul Günther

Martha Schmitt

Das WUNDER der Geburt

Hebamme bei 3448 Geburt

Das will ich mir schreiben
In Herz und in Sinn,
Daß ich nicht für mich nur
Auf Erden bin,
Daß ich die Liebe,
Von der ich lebe,
Liebend an andere weitergebe.

Zum Geleit

Verehrte Leserinnen und Leser

Deutschland verändert sich. Neue politische Verhältnisse schaffen neuen Lebensmut. Das Interesse an Kindern und am Kindergebären steigt. In Illustrierten und im Fernsehen wird dieses Thema aufgegriffen. Nicht immer ohne Konflikt. Die einen plädieren für die Geburt zu Hause, die anderen für die Einweisung in die Klinik.

Dieses Buch, von einer erfahrenen Hebamme geschrieben, berichtet lebensnah aus der Praxis von Hausgeburten und Klinikeinweisungen.

Sie können sich dadurch Ihr eigenes Urteil bilden. Vor allem als Betroffene bietet Ihnen das Buch eine Fülle von Schilderungen des psychischen (seelischen) und physischen (körperlichen) Geschehens vor und nach der Geburt.

Das dadurch übermittelte Wissen hilft den Betroffenen und deren Familienmitgliedern bei der geistigen Verarbeitung und den Gesprächen mit Arzt und Hebamme.

Darüber hinaus vermittelt das Buch aber besonders spannend und unterhaltend Einblick in das Geschehen um das Wunder des neuen Lebens.

Wehrheim, Sommer 1990

Ihr MEDITEG Verlag

Vorwort von Prof. Dr. med. F. Wolff

Kaum ein Außenstehender kann ermessen, was Martha Schmitt mit ihren einfachen, anrührenden Worten hier beschreibt: Hilfe bei 3.448 Entbindungen. Nur an wenigen Stellen ihres Buches wird deutlich, welche psychische und physische Anstrengung es bedeutet, Tag und Nacht aufopfernd bis zur Erschöpfung zu arbeiten. Kein freies Wochenende, kein Urlaub - im Zeitalter der 35-Stunden-Woche für viele kaum vorstellbar.

Aber das Buch ist auch Medizingeschichte und Romantik einer Geburtshilfe, die heute nicht mehr denkbar ist. Neben der Hausgeburtshilfe kam es in den 60er Jahren zu einer stürmischen Entwicklung der Geburtsmedizin: Ultraschalltechnik, die das Ungeborene sichtbar machte, die fortlaufende kindliche Herztonregistrierung im Mutterleib - das Kardiotokogramm - und ungeahnte Behandlungsmöglichkeiten für Frühgeborene. Das Pendel schlug zur Gegenseite aus: Geburtsmedizin als Medizin des Machbaren, technisiert und unpersönlich. "Gebärfabrik" nennt es Martha Schmitt an einer Stelle. Sie spart nicht mit Kritik an Ärzten und Krankenhäusern. Aber nicht nur sie, sondern auch die uns anvertrauten Schwangeren haben dies beklagt. Als junger Chef einer großen Städtischen Frauenklinik darf ich heute sagen: Wir haben diese Kritik von ihr sowie anderen Hebammen und Patientinnen verstanden und aufgenommen. Vielleicht hat sie es in ihren letzten Berufsjahren nur noch am Rande erlebt: Wir haben uns eingestellt auf die Ängste und Sorgen der Schwangeren und Gebärenden. Die gesunde Schwangere hat heute die Sicherheit der Klinik ohne Apparatemedizin, die aber im Notfall bereitsteht. Sie kann auch ihre Hebamme in die Klinik mitbringen; sozusagen die Hausgeburt in der Klinik ohne Operationsatmosphäre, im gemütlichen Gebärzimmer.

Sie können Stillgruppen besuchen und haben im Notfall ein Höchstmaß an Sicherheit für Mutter und Kind. Denn eins wird auch in diesem Buch deutlich: Die Geburt ist eine der gefährlichen Phasen im Leben von zwei Menschen.

Es ist das Verdienst von Martha Schmitt, diese Entwicklung gefördert zu haben. Ohne Hebammen, die wie sie couragiert und "mit Vertrauen in Gott", wie sie immer wieder schreibt, ihre Tätigkeit versehen, ist die Entwicklung zur heutigen Geburtshilfe undenkbar. Dafür gebührt ihr und ihrem faszinierenden Bericht unser aller Dank.

Professor Dr. Friedrich Wolff
Frauenklinik Städtische Krankenanstalten Köln

Vorwort von Prof. Dr. med. B. Fischer

Noch eine Autobiographie!
Ist denn das notwendig, so etwas abzudrucken?
Müde, lustlos, von der Informationsumweltverschmutzung überhäuft und gedrückt, beginne ich lustlos zu blättern.
Doch dann!! Plötzlich, Interesse, Neugierde, Lust, Lust zum Weiterlesen. Eine Hebamme, selbst die Tochter einer Hebamme, erzählt nicht irgend eine Geschichte. Sie erzählt die Geschichte ihres Lebens. Sie erzählt es mit einer Intensität, die einen betroffen und neidisch macht. Betroffen, weil hier eine Frau in ihre Berufung hineinschlüpft, die die Zeit aufhebt, still stehen läßt und für die der Acht-Stunden-Tag keine Bedeutung hat.
Der Bericht macht neidisch, weil hier eine Frau zu Worte kommt, für die Leben, Beruf und Berufung eines ist.
In ihrem Bericht klingt die Harmonie eines ganzheitlich gelebten Lebens stürmisch brausend oder zartsäuselnd auf. Die Melodie ist jedoch von der ersten bis zur letzten Seite vorhanden. Dieses ganzheitliche Leben, dieser ganzheitliche Beruf und diese kraftvoll zupackende Verwirklichung zwingen uns gleichermaßen zum Lesen, zum Denken, zum Nachdenken.
Zum Lesen zwingt uns dieses Buch. Wir können nicht aufhören, bevor wir die letzte Zeile in uns aufgenommen haben.
Zum Nachdenken zwingt uns dieses Buch, über unsere eigene Vergangenheit, Gegenwart und Zukunft.
Ein anregendes Buch.
Viele, die den Sinn für ein ursprünglich ganzheitliches Leben nicht verloren haben, sollten sich daran erfreuen.

Nordrach, Dezember 1989

Chefarzt Prof. Dr. med. B. Fischer

INHALTSVERZEICHNIS

EINLEITUNG

Nach 35-jähriger Tätigkeit in meinem sehr geliebten Beruf als freipraktizierende Hebamme in alter und in neuer Zeit, ist es mir ein tiefes Bedürfnis, ja, es ist mir wie ein Zwang, noch einmal über alles ausgiebig nachzudenken. Mancher mag lachen über mich, weil ich mich hinsetze und längst vergangene Dinge aufschreibe. Vieles ist mir ferngerückt, als hätte ich es fast nicht erlebt. Anderes wieder, ganz persönliche Dinge, sind gegenwärtig, als hätte ich sie erst jetzt erfahren. Es ist eine Erzählung über mein Berufsleben geworden und enthält Berichte aus meiner Hebammentätigkeit, Erinnerungen an schöne und unschöne Erfahrungen, erlebtes Glück, Freud und Leid.

Nach diesen vielen Berufsjahren mit ihren Höhen und Tiefen kann ich sagen, daß der Hebammenberuf der wohl schönste Frauenberuf ist, den ich mir denken kann. Da mein Kopf trotz schlohweißem Haar noch klar ist, ich mein Augenlicht und gesunde Hände habe, möchte ich es nicht versäumen, ehe die Spuren verwischen, dies alles niederzuschreiben, denn das Rad des Lebens dreht sich weiter, immer weiter, aber nur so lange, wie es der Herrgott will.

Sämtliche Orts- und Personennamen sind frei erfunden. Eventuelle Ähnlichkeiten wären rein zufällig.

Besonders danke ich noch Herrn Dr. med. Faget für die medizinische Überprüfung meines Manuskriptes.

Martha Schmitt

Kap. I Meine Jugend und Ausbildung

Ich wurde 1925 als erstes Kind der Hebamme Elisabeth Rothenhäuser, geborene Laumann, und des Landwirtes Johannes Rothenhäuser III im hessischen Weiterstadt geboren und evangelisch getauft.

Im Alter von zwei Jahren bekam ich einen Bruder. Er war die ganze Hoffnung für meinen Vater als Bauer. Leider verstarb er ganz unerwartet während einer Blinddarmoperation im Alter von erst acht Jahren. Große Trauer kehrte in meinem Elternhaus ein, die auch mich tiefstens berührte.

Eingeschult wurde ich 1931, 1939 konfirmiert und aus der Schule entlassen. Danach besuchte ich weiterführende Schulen bis 1942.

Inzwischen, am 1. September 1939, war der Zweite Weltkrieg ausgebrochen. Bei der Mobilmachung war schon Ende August mein damals 45-jähriger Vater eingezogen worden, und bald wütete draußen an allen Fronten der grausame Krieg. In der Heimat fiel eine Stadt nach der anderen den Bomben zum Opfer. Während dieser Zeit ereignete sich daheim einiges, was mit meinem späteren Entschluß, Hebamme zu werden zu tun haben könnte.

So wurde im Jahre 1944 das Kind einer Verwandten, die auf Grund der Kriegswirren bei uns lebte, in unserer Wohnung geboren. Hier durfte ich erstmals ergriffen zusehen, wie ein Mensch geboren wird.

Wenig später in dieser so grausigen Zeit folgte wieder ein ergreifendes Erlebnis. Einige Wochen vor dem Einmarsch unserer Kriegsgegner kam eine junge wehende Mutter zu uns in die Wohnung. Sie wollte hier mit Hilfe meiner Mutter ihr erstes Kind bekommen, während draußen die Tiefflieger schon ganz arg auf jeden sich bewegenden Menschen schossen. Die tapfere junge Frau war mit ihrem Fahrrad - mit Kinderwäsche auf dem Gepäckträger - ganz allein von ihrer Wohnung in einer 5 km entfernt liegenden Nachbargemeinde zu uns gefahren. Sie wollte meiner Mutter nicht zumuten, bei einer solchen Schießerei zu ihr in die Wohnung zu kommen. So geschah es, daß noch an jenem Tag ihr Söhnchen bei uns in der Wohnung das Licht der Welt erblickte. In mir begann der Entschluß zu reifen, vielleicht auch einmal Hebamme zu werden. Aber das lag noch in weiter, weiter Ferne!

Wir schrieben den 25. März 1945, als die Besatzungsmacht - bei uns waren es die Amerikaner - einmarschierte. Es kam, was da kommen mußte: neue Verordnungen, Ausgangssperre und vieles mehr.
Noch befanden wir uns im Kriegszustand. Wir hatten Angst. Es wurde von Kapitulation gemunkelt. Am 9. Mai 1945 kapitulierte Deutschland bedingungslos. Das "Tausendjährige Reich", von Hitler propagiert, zerbrach bereits nach 12 Jahren.
Wir waren froh, daß wir noch lebten. Hauptsache, der Krieg war aus, und das sinnlose Morden hatte ein Ende!

Nach der Kapitulation kehrte mein Freund von der Wehrmacht zurück, und Weihnachten 1945 heirateten wir. Im November 1946 kam unsere erste Tochter zur Welt. Ich war eine wunschlos glückliche Frau und Mutter, aber - ich hatte keinen Beruf. Ich hatte ein Kind und einen sehr lieben Mann, der für uns sorgte. Er war berufstätig, und ich arbeitete in der elterlichen Landwirtschaft. So vergingen die ersten Jahre, bis sich im Sommer 1948 etwas ereignete, das für mich mit von entscheidender Bedeutung war.
Eine junge Frau, die ihr erstes Kind erwartete, schickte nach meiner Mutter, um Hilfe zu erbitten für ihre Entbindung. Meine Mutter aber war durch einen Unfall arbeitsunfähig. Deshalb wurde der werdende Vater an den Hausarzt verwiesen. Dieser kam kurzerhand mit seinem Wagen zu uns und sagte im "Befehlston" zu mir, ich solle mit ihm zu der Entbindung fahren, ich hätte ja schon ein Kind und könne die Geburt mit ihm zusammen bedenkenlos machen. Nicht nur aus Respekt vor der ärztlichen Anordnung stieg ich in seinen Wagen, zitternd vor Aufregung. In der Wohnung angekommen, trafen wir die Erstgebärende mit Preßwehen an. Nachdem ich meine Hände gut gewaschen hatte, gab mir der Arzt die Anweisung, ich solle meine mit einem Wattebausch versehene Hand "dahin" halten, das Kind käme dann ganz allein. So wie ich das heute beurteile, sollte es wohl ein Dammschutz sein. Zu gegebener Zeit gab der Arzt den Befehl zum Pressen. Wie er es vorausgesagt hatte,

kam das Kind wirklich ganz allein! Ergriffen stand ich da und durfte wieder einmal das wunderbare Geschehen der Geburt eines Menschen erleben. Die glücklichen Augen einer dankbaren Mutter und ein rosiges Kindlein blickten mir entgegen. Gerade in diesem Augenblick überkam mich wieder einmal dieses überwältigende Gefühl - vielleicht würde ich doch noch den Hebammenberuf erlernen.
Nach diesem Erlebnis führte ich hierüber ein langes und tiefgehendes Gespräch mit meinem Mann. Er respektierte meinen sehnlichen Wunsch, und so versuchten wir, einen Kompromiß zu finden. Es galt, vieles in die Waagschale zu werfen: die Ehe, unser Kind, anschließend die Bürde des Hebammenberufes, die wir durch meine Mutter kennengelernt hatten, sowie die Kostenfrage. Damals mußte, im Gegensatz zu heute, die Ausbildung selbst finanziert werden. Es wog schwer, daß ich glaubte, dies alles auf mich nehmen zu können. Denn ich wußte, wie wunderbar es ist, Frauen Hilfe leisten zu dürfen in ihrer schweren Stunde. Ich hatte dies jetzt schon einige Male miterlebt. Mein Mann erklärte sich bereit - was wohl das Wichtigste war -, mit unserem Kind allein zu bleiben, während ich eine entsprechende Ausbildung absolvieren würde.
So bewarb ich mich an zahlreichen Universitäts-Frauenkliniken und Hebammenschulen. Von überall kam die gleiche Antwort: angemeldet, jedoch zwei Jahre Wartezeit. Aber im Mai 1949 bekam ich überraschend von der Hebammenschule in Stuttgart die Nachricht, daß durch Ausfall einer Angemeldeten für den 1. Juli 1949 ein Platz frei geworden sei. Ich nahm das Angebot an, und in Windeseile wurde alles Erforderliche vorbereitet. Meine Eltern würden tagsüber für unsere inzwischen zweieinhalbjährige Tochter sorgen, während abends und an den Wochenenden ihr Vater da sein würde. So konnte ich unbesorgt in meine Ausbildung gehen.
Am 1. Juli 1949 begleitete mich mein Mann zur Aufnahme in die Hebammenschule nach Stuttgart. Ein großer Einschnitt in unserem Eheleben begann. Es verlangte besonders von meinem Mann ganz große persönliche Opfer. Nach dreieinhalbjähriger Ehe würden wir von nun an für lange Zeit getrennt sein. Für häufige gegenseitige Besuche fehlte ganz einfach das Geld. So konnten wir nur uns gegen-

seitig viele Briefe schreiben. Es war wieder so wie damals, als mein Mann noch bei der Wehrmacht war. Nur eines war besser, viel besser, es war kein Krieg mehr. Für mich war jetzt die Zeit, das zu tun, was ich tun mußte.

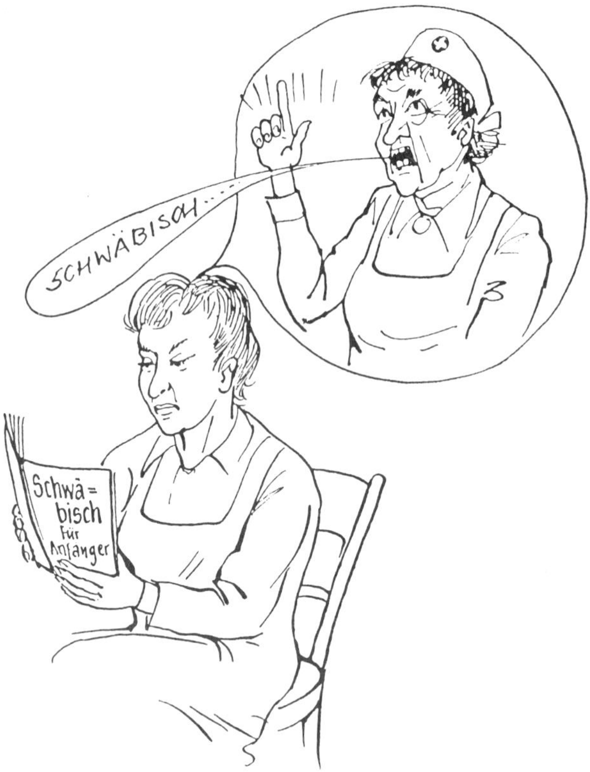

Es war das erste Mal in meinem Leben, daß ich von zuhause weg war. Hier in der Hebammenschule sprachen fast alle Menschen nur schwäbisch. Ich kam mir vor, als ob ich in der Fremde lebte. Ich kämpfte sehr mit Verständigungschwierigkeiten. Alle Kolleginnen, Lehrpersonal und Patienten sprachen so schnell und so "schwäbisch". Nur meinen Hebammenlehrer, einen Berliner, verstand ich gut. Im Laufe der Wochen und Monate gewöhnte ich mich dann aber doch allmählich an die mit ihrem Dialekt verwurzelten Schwaben.

Neben der theoretischen Ausbildung wurden wir Hebammenschülerinnen in vierwöchentlichen Abständen zur praktischen Unterweisung auf allen vorhandenen Stationen eingesetzt. Im November 1949 war ich für den Kreißsaal eingeteilt. Ich wurde beauftragt, einen "Zugang" an der Pforte abzuholen. Ein junges Ehepaar wartete dort auf mich. Mit einem schmerzerfüllten und ängstlichen Blick sah mich die junge Frau an und stöhnte: "Schwester, das Kind - es kommt!" Es war klar, daß es hier "Hoch-Zeit" war. Schleunigst begab ich mich mit ihr in den Vorbereitungsraum. Nach sofortiger Entkleidung ihrer unteren Region war mit einer Preßwehe das Kind urplötzlich da: Klein-Carla war geboren.
Auf das Schreien des Kindes hin kam die nebenan im Kreißsaal tätige Lehrhebamme wütend herbeigelaufen. Sie beschimpfte mich in ihrem schwäbischen Dialekt - den ich ohnehin kaum verstand - weil ..., ja weil ich noch keinerlei Vorbereitungen getroffen hatte. Während sie Hilfe im Kreißsaal holte, tröstete mich die junge Mutter mit den Worten: "Schwester, nehmen Sie es nicht so genau, die Schwaben muß man nehmen, wie sie sind." Nun erkannten wir, daß wir beide hessisch sprachen. Es war wie Weihnachten! Wir haben uns angefreundet. Endlich hatte ich einen Menschen gefunden, der mich verstand, und den ich verstand.
Wenige Tage danach feierten meine Eltern ihr silbernes Ehejubiläum, und ich bat deswegen um einen Tag Urlaub. Unerbittlich wurde dieser jedoch mit der Begründung abgelehnt, dies sei kein Grund für eine Heimfahrt. Lehrjahre waren eben keine Herrenjahre! Es tat sehr weh.
Aber wenigstens war ich nun nicht mehr ganz so allein. Meine hessische Freundin wohnte mit ihrem Mann und Klein-Carla nur wenige Minuten zu Fuß von der Hebammenschule entfernt. Ich konnte diese junge Familie sehr oft an meinen freien Tagen besuchen. Hier konnte ich nicht nur hessisch sprechen, sondern auch hessisch essen! Es wurde eine dauerhafte Freundschaft, die heute noch besteht.
Die Hälfte meiner Lehrzeit war an Ostern 1950 vorüber. Zu dieser Zeit erhielt ich von meiner Mutter einen Brief, in dem sie mich auf ihre Ausbildung im Jahre 1923

hinwies. Sie schrieb, ich möge ihr keine Schande machen und am Ende - genau wie sie - mein Staatsexamen mit "sehr gut" ablegen. Ich war sehr erschrocken. Nun, ich gab mein Bestes!

In unserer Ausbildungszeit wurden wir nicht nur über die Hilfeleistung während des Geburtsvorganges belehrt, sondern auch über die Befruchtung der weiblichen Eizelle und ihre Weiterentwicklung in der mütterlichen Gebärmutter, auch Uterus genannt. So lernten wir in allen Einzelheiten, wie nach einer Vereinigung der weiblichen Eizelle mit der männlichen Samenzelle im Eileiter die Befruchtung vonstatten geht. - Was dabei allerdings in Wirklichkeit geschieht, ist bis heute ein Geheimnis, ein unergründliches Rätsel geblieben. Es ist das Wunder des neu entstehenden Lebens und wird "Konzeption" genannt: Das Empfangen des Kindeswesens aus himmlischen Welten.

Sofort nach der Befruchtung setzt eine wunderbare Eiteilung ein. Bis zur Einnistung des Eies in der Gebärmutter bilden sich Zotten, die sich im späteren Verlauf der Schwangerschaft zur Nachgeburt, auch Plazenta genannt, ausbilden. Die Nachgeburt hat die Aufgabe, für die Sauerstoffversorgung der Frucht, die Zufuhr der Nahrungsstoffe und die Ausscheidung der Stoffwechselprodukte zu sorgen. Über die Nabelschnurgefäße zum Kind wird für eine ordnungsgemäße Entwicklung gesorgt. Auf diese Weise bekommt das Embryo einen eigenen Blutkreislauf. Dies kann man an den unterschiedlichen Herzschlägen von Mutter und Kind erkennen.

Die Größe der Gebärmutter beträgt am Ende der Schwangerschaft das Zwanzig- bis Dreißigfache, die normale Gewichtszunahme der Mutter etwa 10 Kilogramm. Die Schwangerschaftsdauer für ein reifes Neugeborenes beträgt circa 280 Tage oder 40 Wochen oder 10 Mondmonate zu 28 Tagen. Die Berechnung nach Mondmonaten war für mich später von wesentlicher Bedeutung. Wenn ich es in der Geburtshilfe mit nicht gut deutsch sprechenden Menschen zu tun hatte und somit nicht die letzte Regelblutung (Menstruation) ermitteln konnte, erklärten mir diese Leute des öfteren: "Zehn mal Mond, dann Kind fertig." In den meisten Fällen traf es zu.

Durch die Wissenschaft ist uns auch bekannt, daß in der Schwangerschaft reichlich wehendämpfendes Gelbkörperhormon gebildet wird. Am Ende der Schwangerschaft wird dieses naturgemäß unterdrückt. Dadurch werden wehenerregende Hormone aktiv, die die Gebärmutter zu Zusammenziehungen, die wir Wehen nennen, anregen. In der Hebammenausbildung erfuhren wir auch, daß sich Geburtswehen vermehrt durch meteorologische Umstände auslösen können. In der Vollmondzeit wurden wesentlich mehr Frauen mit Geburtswehen aufgenommen. Diese Erfahrung setzte sich in meinem ganzen Berufsleben fort.
Während unserer Ausbildungszeit erhielten wir auch die Anfangsinformationen über den Rhesusfaktor. Das war damals so das Neueste in der Forschung. Wir erlebten auch einige Kurse von Repetitionshebammen mit. Diese waren im 5-Jahres-Rhythmus für freiberufliche Hebammen vorgeschrieben. Wir Schülerinnen waren immer neidisch auf sie. Sie hatten es geschafft und absolvierten nunmehr in der Hebammenschule meist eine ruhige, erholsame Zeit. Auf eine solche Zeit freuten wir uns schon als Schülerinnen.
Auf die psychologische Führung der werdenden Mütter nach *Read* wurden wir ebenfalls geschult. Dadurch war ich in der Lage, so mancher Mutter eine schmerzarme Geburt zu ermöglichen. Dies kam mir während meiner langen Tätigkeit als freipraktizierende Hebamme sehr zugute.
Unsere Ausbildung in der Landesfrauenklinik und Hebammenschule in Stuttgart war abwechslungsreich und sehr informativ. Die Wochen und Monate vergingen wie im Fluge, und bald begannen die Vorbereitungen für die Prüfungsarbeiten. Als schriftliche Examensarbeit mußte ich über die Noninfektion (Infektionsverhütung) schreiben. Diese und alle anderen Prüfungsarbeiten und -tätigkeiten fielen mir nicht sonderlich schwer. So gelang es mir, bei meinem Staatsexamen am 19.Dezember 1950 das Zeugnis mit der von meiner Mutter erwarteten Note *sehr gut* in Empfang zu nehmen. Die Ausbildung dauerte bis zum 30. Dezember 1950. Glückstrahlend konnte ich als staatlich examinierte Hebamme mit meinem Diplom nach Hause fahren.

Kap. II Die frühen Jahre

Wie man sich behelfen mußte

Ein neues Leben begann, ein Leben als Ehefrau, Mutter und Hebamme zugleich. Dies erforderte von allen Familienmitgliedern erneut eine große Umstellung. Zunächst gab meine Mutter zu meinen Gunsten ihren Beruf auf, den sie von 1923 bis 1950 ausgeübt hatte. Während ihres Berufslebens hatte sie 747 Hausgeburten geleitet. Erst viel später konnte ich so richtig ermessen, welch großes Opfer sie damals für mich brachte, indem sie für mich ihre Berufstätigkeit aufgab.
Zur damaligen Zeit stand für die meisten Gemeinden eine eigene Hebamme zur Verfügung. Ein Gesetz schrieb vor, daß die Gemeinde für Hebammenhilfe Sorge zu tragen hatte. In unserer Gegend gab es fast nur Hausgeburten. Allenfalls zur Kaiserschnittentbindung mußte hin und wieder eine Frau in eine Klinik eingeliefert werden. Dies jedoch nur, nachdem die Hebamme einen Arzt gerufen hatte, und dieser seinerseits einen Frauenarzt hinzuzog. Die Hausärzte waren damals fast alle als Geburtshelfer ausgebildet und zugelassen. Beckenendlagen, auch bei Erstgebärenden, oder Wendung einer Querlage wurden auch zu Hause durchgeführt. So sah die Kostendämpfung damals aus.
Im ersten Stock des alten Fachwerkhauses, das meinen Eltern gehörte, begannen wir unseren eigenen Haushalt. Das Jahr fing ruhig an. Knapp eine Woche war ich von meiner Ausbildung zurück, als ich spät abends, wir wollten gerade zu Bett gehen, erstmals zu einer Hausgeburt in eine kleine Nachbargemeinde gerufen wurde. Sichtlich erschrocken sagte der werdende Vater zu mir, seine Frau würde mich wohl in der Nacht benötigen. Bald war ich "reisefertig" und fuhr mit ihm in ihre Wohnung. Da ich mit einigen Herzbeklemmungen zu meiner ersten selbstgeleiteten Hausgeburt ging, blieb ich trotz anfänglich geringer Wehentätigkeit die ganze Nacht bei meiner ersten Schutzbefohlenen. Am nächsten Vormittag wurde der kleine Bub, das erste Kind dieser Eheleute geboren. Dies war die erste schlaflose Nacht in

meinem Berufsleben - es würden noch viele folgen. Am Nachmittag kam ich total übermüdet, aber glücklich nach Hause. Der Anfang war gemacht!

Dann war "Sendepause". Erst fünf Wochen später, wieder in der Nacht, erfolgte in meiner Heimatgemeinde die erste Hausgeburt. Uwe wurde gesund geboren. Noch in derselben Nacht wurde ich von einem Mann gerufen. Er sagte mir, wo sich seine Familie zur Zeit mit dem Wohnwagen befinde.

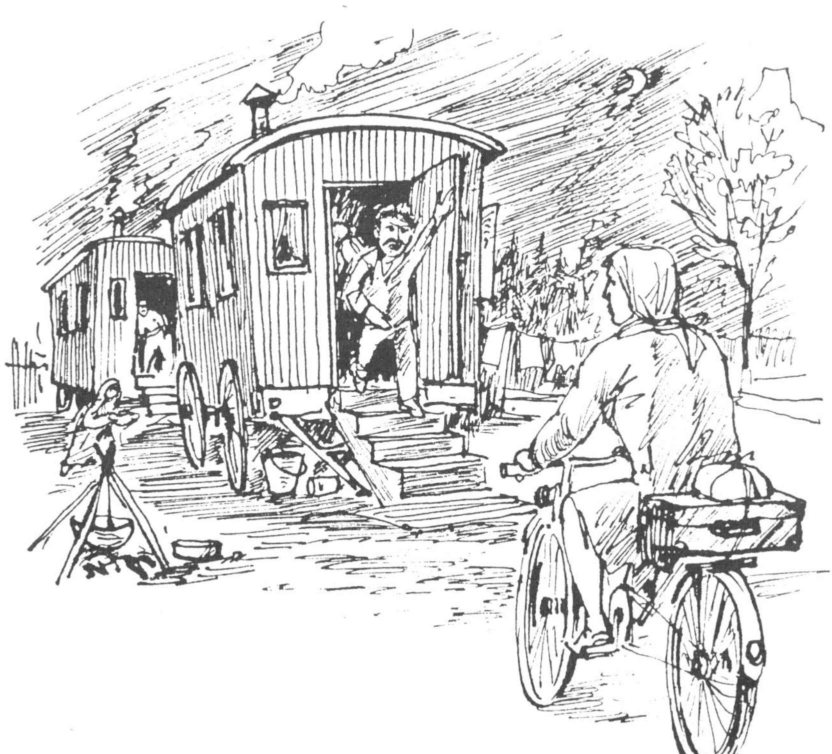

Ich war zunächst erschrocken. Bis dahin hatte ich noch gar nicht daran gedacht, daß ich auch fahrendem Volk Hilfe leisten mußte. Sofort war mir klar, daß ich auf Grund meines geleisteten Eides: "Jedem Rufe Folge zu leisten, gleich welchen Standes und Berufes" mich jetzt dorthin begeben mußte. Ich hatte den Mann gebeten zu warten, um mit ihm zu fahren. Aber als ich aus dem Haus kam, war er nicht mehr da. Jetzt mußte ich mich mit meinem Fahrrad allein dorthin begeben. Obwohl es wegen der damals noch fehlenden Straßenbeleuchtung stockfinster war, fand ich zwei Wohnwagen an der angegebenen Stelle. Es war sehr früh am Morgen, und es herrschte klirrende Kälte. In einem Wohnwagen lag eine stöhnende 25-jährige Frau, die ihr sechstes Kind erwartete. In einer angenehmen Arbeitshöhe hatten die Leute hinten quer auf einem Rost ein Lager aufgebaut, mit Stroh belegt und mit Tüchern bedeckt. Ein langer Vorhang verdeckte, was darunter war. Zerrende, reißende Schmerzen überkamen die Frau. Ich hatte viel zu tun, sie über Stunden hinweg zu trösten. Bei Tagesanbruch steigerten sich ihre Schmerzen. Stöhnend sagte sie zu mir: "Die Kinder, die Kinder." Sie tat mir so leid. Ich fragte sie, ob sie denn bei jeder Geburt so viel mitmache. Sie meinte: "Das ist immer so." Nun sagte sie mir auch, daß ihre anderen fünf Kinder unter ihr im Stroh lagen und immer wieder mit ihren Füßchen gegen den Rost treten würden. Dies tat ihr sehr weh. Bis dahin dachte ich, wir seien allein, weil ich kein Sterbenswörtchen von den Kindern gehört hatte. Ich schaute nach. Alle fünf Kinder lagen da unten. Nun suchte ich den Vater. Im nächsten Wagen fand ich ihn zusammen mit anderen Angehörigen. Mit seiner Hilfe konnte ich ein Kind nach dem andern aus dem Verlies herausholen. Teils mit, teils ohne Strümpfchen, aber sauber, liefen sie aus dem Wagen. Das Kleinste nahm der Vater auf den Arm, und dann gingen alle anderen mit ihm über den eisig gefrorenen Boden in den zweiten Wohnwagen. Nun waren wir allein! Bald wurde es hell. Am Vormittag wurde endlich das Kind geboren. Sofort setzte eine Blutung ein. Zum ersten Mal mußte ich in einer solchen Situation eigenständig handeln, um die Frau nicht verbluten zu lassen. Ich gab ihr eine Spritze, schickte den Mann zum Arzt und in ein

Gasthaus, um von dort Stangeneis zu holen. Bald kamen der Arzt und der Vater mit dem Eis. Ich wußte von meiner Mutter, daß die Gastwirte jederzeit bereit waren, wenn die Hebamme schickte, zwecks Blutstillung Eis zur Verfügung zu stellen. So gelang es uns, die Atonie zu stillen. Anschließend sagte der Arzt noch den Eltern, daß sie auf keinen Fall in den nächsten Tagen weiterziehen dürften, wegen der Gefahr einer erneut einsetzenden Blutung durch Erschütterung, denn die Wagen waren damals noch nicht gummibereift. Außerdem riet er ihnen, daß es für die Entbundene am besten sei, wenn sie keine Kinder mehr bekäme. Ich machte täglich zwei Wochenbettbesuche. Als ich am fünften Tag kam, waren alle fort. Später, viele Jahre danach, als ich das Kind von damals und noch andere Töchter und Schwiegertöchter dieser Frau, die sich in einer nahen Großstadt ansässig gemacht hatten, entbunden hatte, erfuhr ich, daß sie insgesamt 25 Kinder bekommen hatte.

Einen Tag nach der Geburt bei den fahrenden Leuten wurde ich wieder gerufen. Eine 22-jährige, ledige Sängerin war zu Besuch bei ihrer Tante und bekam dort Wehen. Ich überzeugte mich von der Sachlage. Die werdende Mutter war erst im sechsten bis siebten Schwangerschaftsmonat und hatte Geburtswehen. Bei der Aufnahme der Vorgeschichte erfuhr ich, daß sie nicht einmal krankenversichert war. Bei meinen Vorbereitungen stellte ich fest, daß sich die werdende Mutter bislang noch um gar nichts gekümmert hatte. Es war nicht ein Stück Kinderwäsche da. Sie meinte, das Kind würde ohnehin nicht leben. Ihre Einstellung war für mich fast unverzeihlich. Ich sagte ihr, daß kindliche Herztöne hörbar seien, und sie die Hoffnung auf ein lebendes Baby nicht aufgeben dürfe. Ich ergriff die Initiative, klopfte rasch hier und dort in der Nachbarschaft an und bat um etwas Kinderwäsche. Mit stiller Selbstverständlichkeit übergab mir so manche Mutter einiges zum Anziehen für das zu erwartende Baby. Mehr als genug brachte ich in die Wohnung. Inzwischen war die Geburt gut vorangeschritten. Bald kam ein lebensfrisches Mädchen von 1.600 Gramm auf die Welt. Der Arzt war der Meinung, daß es zu Hause überleben würde. Deshalb wurde es auch nicht in ein Kinderkrankenhaus eingeliefert. Auch ich war sehr zuver-

sichtlich und gab die Hoffnung nicht auf. Ich packte das Baby in Watte und warme Wäsche und legte es vor den geöffneten Backofen. Eine wärmende Bettflasche legten wir unter die Füßchen und auf jede Seite des Kindes einen mit warmem Wasser gefüllten Steinhägerkrug. Auf dies Weise war ein Wärmebettchen für das Kind hergestellt. Zum Trinken war es zu schwach. Deshalb habe ich den anwesenden Verwandten gezeigt, wie man das Kind mit der Pipette ernähren kann. Alle haben ihr Bestes gegeben und abwechselnd, auch in der Nacht, das Kleinchen gefüttert. Am neunten Tag hatte es endlich die Kraft, aus der Flasche zu saugen. Ich freute mich sehr. Aber zwei Tage später wurde ich dringend gerufen. Man sagte mir, das Kind sei ganz steif und würde nichts mehr trinken. Ich befürchtete das Schlimmste. Als ich das arme Würmchen sah, dachte ich: Bald wird es das Zeitliche gesegnet haben. Deshalb habe ich es notgetauft, wie ich es in der Hebammenschule gelernt hatte. Dann geschah ein Wunder: Das Kind fing langsam zu atmen an. Jetzt konnte ich zitternd sagen: "Es lebt!" Wenige Stunden später hatte das Baby die Krise lebend überstanden, und alle Angehörigen freuten sich.
Zweieinhalb Jahre danach machte ich im gleichen Haus bei einer anderen Mutter eine Geburt. Ich fragte nach dem Kind von damals: Es war gerade zu Besuch und spielte im Garten. Die Mühe hatte sich gelohnt! Das braungelockte Mädchen war sehr hübsch.

Aller Anfang ist schwer. Aber allmählich begannen die Leute, mich als würdige Nachfolgerin meiner Mutter zu akzeptieren.
Im Frühling wurde ich, wie schon oft, zu einer Geburt in meine Heimatgemeinde gerufen. Die junge Frau scherzte schon: "Geh nach Hause und schicke deine Mutter, du bringst nur Buben auf die Welt." Bislang hatte ich in meiner Heimatgemeide nur Buben auf die Welt gebracht. Die Freude war groß, denn gerade diese Frau bekam hier dann das erste Mädchen.

Unterschiedliche Aspekte meiner Tätigkeit

Gewiß würde ich eines Tages auch mit Steißgeburten konfrontiert werden. Zum besseren Verständnis für deren Ablauf sei folgendes erläutert:
1. *Entwicklung* nennt man die Durchführung der notwendigen Handgriffe bei Steißgeburten, um dem Kind ohne Schaden den Durchtritt zu ermöglichen.
2. Die einfachste Entwicklung ist der *Brachtsche Handgriff*. Hier werden der Steiß und der Körper des Kindes mit beiden Händen umfaßt, und bei einer guten Preßwehe wird dieses ohne Zug schamfugenwärts Richtung Bauch der Mutter entwickelt.
3. Dann kann auch die *Müllersche Armlösung* erforderlich werden zur Entwicklung der kindlichen Schultern oder der Arme.
4. Manchmal ist auch der *Veit-Smelliesche Handgriff* erforderlich zur Lösung des nachfolgenden Kopfes. Bei einer Drehung des kindlichen Rückens nach hinten muß der umgekehrte Veit-Smelliesche Handgriff angewendet werden.
5. Des weiteren sind da noch die *klassische Armlösung* und der *umgekehrte Prager Handgriff* zu nennen.
Dies alles sind Kunstgriffe bei der Entwicklung einer Steißgeburt, die nur von einem gut ausgebildeten Arzt vorgenommen werden sollten. Wir haben diese als Hebammen aber auch gelernt. Für mich war das besonders wichtig, denn in meinem recht großen Tätigkeitsbereich wurde ich oft mit solchen Komplikationen konfrontiert. Ich versuchte weitgehend ärztliche Hilfe in Anspruch zu nehmen. Leider war ich manchmal doch gezwungen, auch solche Geburten allein zu beendigen.

Ende Mai 1951 wurde ich zum ersten Mal zu einer Steißgeburt gerufen. Ich konnte gerade noch den Arzt verständigen, wenige Minuten später war der Po des Kindes schon sichtbar. Mit Hilfe des Brachtschen Handgriffes konnte ich es schonend entwickeln. Jetzt war ich ganz stolz, es allein geschafft zu haben - man möge mir verzeihen, daß ich über den ersten Triumph in meiner Praxis eine tiefe Freude empfand.

Drei Wochen später konnte ich wieder bei einer Erstgebärenden, jedoch mit Hilfe ihres Hausarztes, eine Steißgeburt auf die gleiche Art entwickeln.

Im Sommer 1951 erwarb ich meinen Führerschein der Klasse "Vier". Nunmehr war es mir möglich, ein Leichtmotorrad zu fahren. Eine 98-er Rabeneik war mein erster fahrbarer Untersatz. Ich war glücklich, leichter und schneller meine Außenbezirke erreichen zu können: umliegende kleine Orte, Siedlungen, alleinstehende Bahnhäuser und Hofgüter. So mancher, der mich damals sah, hat mich angesehen, als ob ich ein Weltwunder wäre. Denn das war zur damaligen Zeit etwas Unerhörtes - eine Frau auf dem Motorrad! Andere haben gespöttelt: "Ein Strich, und die Hebamme ist weg." Doch all das hat mir nichts ausgemacht. Andere Menschen müssen eben auch ihre Freude an etwas haben. Es war praktisch und schnell, und das war für mich die Hauptsache.

Eine sehr schöne Tradition waren die Haustaufen. Dies war etwas Individuelles, Persönliches. Es war für die meisten Familien ein großes Fest. So zog ich an manchem Sonntagnachmittag mit dem Pfarrer und dem Kirchendiener von einem Haus ins andere.
Nach Jahren hat man die Haustaufen auf gemeinschaftliche Taufen in der Kirche umgestellt. Das wurde anfänglich nur ungern von den Familien akzeptiert. Aber es hatte schon seine Richtigkeit. Dort im Hause des Herrn, wo das Kind in die Glaubensgemeinschaft aufgenommen, wo der Grundstein seines Glaubens gelegt wird, und wo es dereinst zu seiner Konfirmation oder zu der Kommunion geht, sollte es auch getauft werden. Im Laufe der Zeit hat man sich auch daran gewöhnt. Nur manchmal denken ältere Menschen an die schöne, alte Zeit zurück. Aber ich bin auch gern mit "meinen Kindern" zur Taufe in die Kirche gegangen, denn sie alle waren doch ein wenig auch meine Kinder.

Für uns Hebammen bestand damals noch die Vorschrift, in den ersten zehn Wochenbett-Tagen täglich zwei Besuche durchzuführen. Zusammen mit den stundenlangen Aufenthalten bei den Hausgeburten, ganz gleich ob Sonn- oder Feiertag, war ich schon jetzt gut ausgelastet. An meinem ersten Geburtstag als Hebamme wurde ich zu einer leider sehr lange dauernden Hausgeburt gerufen. Von zwei Uhr nachts bis zum späten Nachmittag befand ich mich bei einer 36-jährigen Drittgebärenden. Endlich war der über 5 kg schwere Knabe geboren. Meine geeichte Wiesbadener Säug-

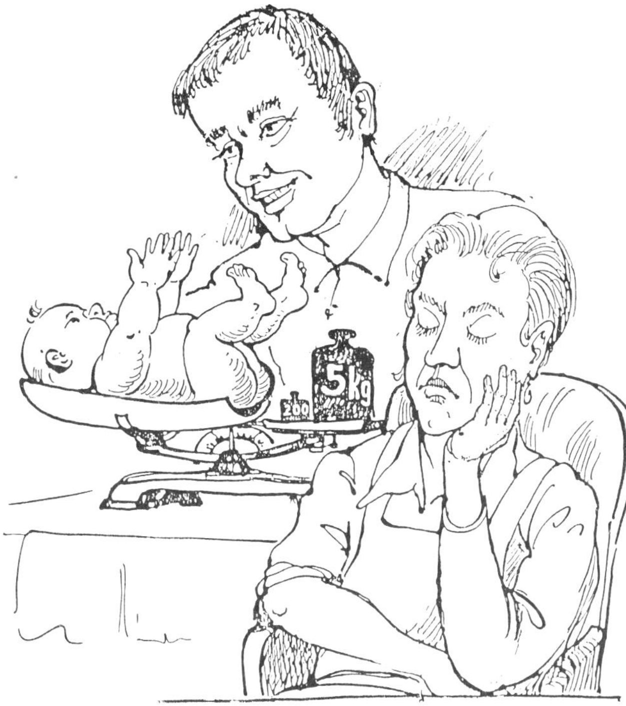

lingswaage, die nur bis 5 kg anzeigte, reichte nicht. Wir wogen das Kind am nächsten Tag auf einer feststehenden Säuglingswaage. Sie zeigte 5.200 Gramm an. Nun erst erfuhr die Familie, daß auch ich am gleichen Tag Geburtstag hatte. Völlig erschöpft und zum Feiern zu müde kam ich nach dieser sehr lange dauernden Geburt nach Hause. Hebammenschicksal!

Mir war bewußt, daß ich zwar als freipraktizierende Hebamme eine große Selbständigkeit und Freiheit hatte, aber auch das Risiko und die Verantwortung weitgehend alleine zu tragen hatte. Ich mußte mich dem Leben gegenüber behaupten und durchsetzen, viele Schwierigkeiten durch Improvisieren überbrücken, bis gegebenenfalls ärztliche Hilfe eintraf. In jedem Fall mußte ich meine Entscheidungen davon abhängig machen, sie vor Gott und den Menschen und vor meinem eigenen Gewissen verantworten zu können.
Es kamen nun reichlich Hausentbindungen auf mich zu, leider auch Unerfreuliches. Eine 47-jährige Fünftgebärende gebar ein mongoloides Kind, typisch für ein Kind zu alter Eltern. Ihr Ehemann war schon über 50 Jahre alt. Damals konnten solche Schäden noch nicht vorgeburtlich festgestellt werden. Diese Familie mußte das geistig schwer behinderte Kind über Jahre hinaus, bis es wirklich nicht mehr erträglich war, zu Hause betreuen.
Bald wurde es Winter, und es begannen die Reise-Strapazen. So wurde ich beispielsweise Mitte Dezember in ein abgelegenes Bahnhaus gerufen. Es war trocken-kalt. Stein und Bein waren zusammengefroren. Ich war froh, daß es Tag war. Trotzdem war es kein Zuckerschlecken, mit meiner Rabeneik die vielen Kilometer über die holprigen Feldwege zu der werdenden Mutter zu fahren, die ihr neuntes Kind erwartete. Total durchgefroren, aber noch rechtzeitig, kam ich dort an. Mit Gottes Hilfe ging es auch diesmal wieder gut.

Es war bereits alles für das Weihnachtsfest vorbereitet worden. Aber dann wurde ich am Vormittag des 24. Dezember zu einer Hausgeburt gerufen. Nach deren Beendigung mußte ich gleich zu der nächsten. Die junge Mutti schenkte spätabends mit ärztlicher Hilfe einem strammen Jungen von 4.250 Gramm das Leben. Leider folgte eine schwere Atonie. Wir mußten pausenlos mit Medikamenten und anderen Hilfsmitteln arbeiten. Endlich hatten wir die Blutung zum Stehen gebracht. Weder Arzt noch Hebamme dachten an Heilig Abend - oder an Weihnachten. Erst zu später Abendstunde konnten wir die Patientin bedenkenlos verlas-

sen. Lang, lang hatte man zu Hause auf mich gewartet und auf das "Christkind", insbesondere unsere damals fünfjährige Tochter. Man hatte das Kind getröstet, das Christkind habe so viel zu tun, und wir seien dieses Jahr die letzten. Ich glaube aber, daß unsere Tochter damals doch schon gemerkt hatte, daß all die Warterei - auch auf die Mama - mit derem Beruf zu tun hatte.
Unsere kleine Tochter weinte sehr oft, wenn ich gerufen wurde. Ich spürte ihre Traurigkeit. Sie war erst fünf Jahre alt und konnte noch nicht verstehen, daß andere Menschen in ihrer Not meine Hilfe benötigten. Schließlich wandte sie sich immer mehr ihrem Vater und meinen Eltern zu, die stets für sie da sein konnten. Das sind so die unangenehmen Seiten des Lebens einer berufstätigen Mutter.

Elli, eine junge Erstgebärende, rief mich schon gleich bei ihren ersten Wehen. Ich mußte den Arzt hinzuziehen, weil sie von Angst überwältigt wurde und glaubte, daß sie solche Schmerzen nicht ertragen könne. Der Arzt hat ihr zur Schmerzlinderung ein sogenanntes "Pfeifchen" angeboten. Das war ein mit einem Betäubungsmittel gefülltes Glasgefäß zum Einatmen während der Wehen. Ich bin der Meinung, man hätte den gleichen Effekt durch eine angemessene Geburtsvorbereitung, die es so damals leider noch nicht gab, erzielen können. Für diese sehr junge ängstliche Frau aber war das Pfeifchen unter den gegebenen Umständen die Erlösung. Ihre drei folgenden Mädchen hat sie unter gleichen Bedingungen geboren. Mir war nicht ganz wohl bei der Sache, aber es hat, Gott sei Dank, weder Mutter noch Kind geschadet. Außer ihr haben damals noch mehrere Mütter das Pfeifchen als Schmerzlinderung während der Geburt angenommen.
Immer wieder merkte ich, daß Angst die ständige Begleiterin vieler Schwangeren und Gebärenden war. Insbesondere hatten viele Frauen mehr Angst vor dem Nähen als vor der Entbindung, weil fast alle Ärzte die Naht ohne Betäubung machten und darüber hinaus oft auch erst am nächsten Tag. Zur damaligen Zeit durfte man als Hebamme nachts nur wegen einer Damm-Naht den Arzt nicht rufen.

Viele Ängste hätten abgebaut werden können, wenn sich mehr Frauen vor ihrer Entbindung angemeldet hätten. Der persönliche Kontakt zur Hebamme fehlte, so, wie wenn man in der Klinik entbindet und nicht weiß, mit wem man es zu tun hat. In früheren Jahren konnte man vorher die Klinik nicht ansehen und sich mit der Hebamme dort vertraut machen. Da blindes Vertrauen fast immer auf wackeligen Füßen steht, nützte auch oft die suggestive Kraft der Hebamme wenig. Im Laufe der Zeit bemühte ich mich sehr, frühzeitig mit den Schwangeren Kontakt zu bekommen, ich möchte sagen, mit viel Erfolg. Dadurch hatte ich die Möglichkeit, den werdenden Müttern falsche Vorstellungen von dem auf sie zukommenden Unbekannten zu nehmen.

Siebzig Hausgeburten und zum zweiten Mal Mutter

Eine Nachbarin erwartete ihr zweites Kind. Wenige Tage zuvor hat sie mich auf der Straße angesprochen mit den Worten: "Mit mir kannst Du demnächst auch rechnen". Das war die ganze Anmeldung. Später erfuhr ich, daß auch eine medizinische Überwachung während ihrer ganzen Schwangerschaft unterblieben war. Nur wenige Tage waren vergangen, als ich zu ihr gerufen wurde. Die äußere Untersuchung erbrachte keine absolute Sicherheit für eine normale Geburt. Erst durch eine innere Untersuchung konnte ich feststellen, daß eventuell Zwillinge geboren werden. Jetzt galt es, die jungen Eltern darauf vorzubereiten. Besonders der werdende Vater war sehr schockiert. Nach einer kurzen Funkstille sagte er immer wieder: "Über Nacht einen Tisch voll, über Nacht einen Tisch voll." Ich tröstete ihn. Dann schickte ich ihn zum Arzt. Inzwischen war der erste Zwilling geboren, ein Mädchen mit drei Kilogramm Geburtsgewicht. Nun war nicht mehr zu übersehen, daß noch ein Kind folgen würde. Im Beisein des Arztes wurde dann ein kleiner Bub, so rosig wie seine Schwester und ebenfalls drei Kilogramm schwer, geboren. Schön, zwei so gesunde Kinder nebeneinander liegen zu sehen! Meine erste Zwillingsgeburt nahm ein glückliches Ende! Ordentlich stolz auf meine Leistung bin ich nach Hause gekommen. Meine ganze Familie freute sich mit mir. Ein Zwillingspärchen! Schnell sprach sich die Neuigkeit herum.

Bald wurde es wieder Frühling. Die erst sechzehnjährige Evi lebte in Erwartung ihres ersten Kindes. Sie freute sich auf das, was in ihr gewachsen war. Ein Baby-Körbchen hatte sie selbst schneeweiß bezogen, die Windeln und die Kinderwäsche schön hergerichtet. Bald war es so weit. Mit einigen Streicheleinheiten auch von seiten ihrer Mutter akzeptierte sie meinen tröstenden Zuspruch. Bei der Entbindung gelang es uns, das Baby in relativ kurzer Zeit in Empfang zu nehmen. Sie war bislang die jüngste Mutter, die ich entbunden hatte.
Das Doppel der Fälle ließ nicht lange auf sich warten. Ein sehr junges Pärchen, schon verheiratet, erwartete mit mir

gemeinsam ihr erstes Kind. Der junge Vater tröstete sein Frauchen mit liebevollen Worten und Taten. Ich dachte dabei, ein Kind, das mit solch gemeinsamer Elternliebe empfangen wird, dem wird es auch wohlergehen. Zwei Jahre danach haben wir gemeinsam das Geschwisterchen in Empfang genommen. Weitere Kinder kamen nicht hinzu. Jetzt sind die beiden Kinder erwachsen und haben ihre eigenen Familien gegründet. Mit meiner Hilfe haben auch sie ihre Kindlein geboren.

Eines Tages benötigte eine 30-jährige Zweitgebärende meine Hilfe. Als ihre Wehen immer heftiger wurden, legte sie sich in ihr Bett. Ihre Hände krampfte sie in die Decke, als die Wehen ihren Höhepunkt erreichten. Ich sah, daß sie Tränen in den Augen hatte, und tröstete sie. Noch immer konnten wir uns unterhalten. Gemeinsam suchten wir Namen für ein Mädchen oder Bübchen. Noch wußten wir nicht, was der Herrgott uns schenken würde. Als der Morgen nahte, war ein Mädchen geboren. Leider warteten wir nach der Geburt vergeblich auf die Nachgeburt. Nicht ein einziges Lösungszeichen war vorhanden. Als Lösungszeichen betrachtet man eine leichte Blutung nach außen und das gleichzeitige Hochsteigen und Weichwerden der Gebärmutter. Wir mußten ihren Frauenarzt zu Hilfe holen. Nachdem auch Spritzen erfolglos blieben, mußte der Gynäkologe die Plazenta manuell lösen. Hier erlebte ich erstmals diese große Regelwidrigkeit. Die manuelle Plazenta-Lösung erfolgte damals ohne Betäubung, weil ein Narkose-Arzt und ein NarkoseGerät damals noch nicht zur Verfügung standen. Da der Muttermund und die Scheide durch die Entbindung noch geweitet waren, löste der Arzt mit seiner Hand die Nachgeburt im Inneren der Gebärmutter ab. Ich war tiefstens berührt und kann den ersten Vorfall dieser Art bis heute nicht vergessen.
Zwei schöne Hausgeburten folgten, die man in heutiger Zeit der Sparte "Risiko" zuordnen würde, weil die Frau in bereits fortgeschrittenem Alter ihr erstes Kind bekam. Eine 38-jährige Erstgebärende konnte ihr Kind ohne Schwierigkeiten nach nur wenigen Stunden Geburtswehen entbinden. Lediglich ein Dammschnitt war erforderlich.

Gleich danach gebar Alma, eine 44-jährige Spätgebärende, mit mir zu Hause ihr zweites Kind ohne Komplikationen. Es war ein Mädchen. Ihr Mann war erst ein Jahr zuvor aus russischer Gefangenschaft zurückgekehrt. Trotz jahrelanger Trennung voneinander durch Flucht, Wehrmacht und Gefangenschaft lebten die Eheleute mit ihrem süßen Kindchen wieder auf. Sicher hatte die Frau vorher nicht daran gedacht, daß sie noch einmal wieder mit Windelwaschen anfangen würde. Aber liebend gerne tat sie es für den kleinen Sonnenschein.
Viele, sehr viele schöne Hausgeburten habe ich danach betreut. Und jede war anders, einmalig; aber immer wieder überkam mich dieses unbeschreibliche Glücksgefühl, neuen Erdenbürgern auf die Welt zu helfen, lebendiges Leben schützen zu dürfen.
Dies war gewiß nicht immer leicht. So wurde ich nach einem arbeitsreichen Tag spätabends zu Heidi gerufen. Sie erwartete ihr erstes Kind. Die Wehen hatten eingesetzt, ohne einen Erfolg zu bringen. Mit den fortgeschrittenen Nachtstunden wurde ihr Schmerz größer, wie ihr guter Wille. Zerrende, reißende Schmerzen gönnten uns allen keine Minute Schlaf. Morgens rief ich den Arzt. Er bestätigte uns, daß wir noch eine lange Zeit benötigen würden, bis das Kind geboren werden könne. Der Muttermund wollte sich nicht öffnen. Er verabreichte der Patientin ein Zäpfchen. Dann ging der Arzt und kam in Abständen wieder.
Ich aber, die Hebamme, mußte sitzen, sitzen und warten und trösten. Nicht ein einziges Mal konnte ich zwischendurch nach Hause. Es wurde wieder Abend, es wurde Nacht und noch immer war eine Geburtsbeendigung nicht abzusehen. Das Stöhnen und Wimmern des zermarterten Körpers der Kreißenden wurde immer ärger. Mit Unermüdlichkeit und Energie stand ich ihr immer wieder aufmunternd zur Seite. Als nun der zweite Morgen graute, erreichten die Schmerzen ihren Höhepunkt. Ich rief erneut den Arzt. Jetzt wurde endlich das Kindlein geboren. Es schrie sofort, als hätte es sagen wollen: "Habt ihr mich nun endlich auf die Welt gezerrt? Ich wollte doch gar nicht!"

Erlöst versuchte die Mutter, das schreiende Wesen zu trösten. Sie stillte es. Dadurch wollten wir die Gebärmutter erneut zur Tätigkeit anregen, damit eine neue Wehe entsteht, die die Nachgeburt ausstößt. Der Arzt gab der Kindesmutter eine Spritze. Aber auch jetzt reagierte die Gebärmutter nicht. Der Körper war offensichtlich zu müde. Wir wußten, daß eine manuelle Plazentalösung nicht zu umgehen sein würde. Jetzt, wo es wieder einmal um Leben und Tod ging, war ich nicht mehr müde, obgleich ich zwei Tage und zwei Nächte ohne Unterbrechung gearbeitet hatte und dazu selbst mit meinem zweiten Kind schwanger war.
Nach dem schlimmen Eingriff lag die Kindesmutter erschöpft und matt in ihren Kissen. Erst als es ihr besser ging, habe ich sie verlassen. Danach begab ich mich selbst zur Ruhe. Nach einem tiefen Schlaf konnte ich wieder neue Frische und Kraft ausstrahlen.

Wenige Tage später verbrachte ich eine ganze Nacht bei einer Erstgebärenden. Sie hatte nur schwache Wehen, aber sehr viel Angst. Sie ließ mich nicht mehr nach Hause gehen. Ich mußte sie über viele Stunden, über eine ganze Nacht bis zur letzten Wehe begleiten.
Ihr Ehemann und ihre Mutter waren auch zugegen. Es wurde viel geredet. Man sagte mir auch, ich hätte es doch gut. Früher hätte die Hebamme nicht nur die Geburt und das Wochenbett gemacht, sondern auch noch die ganze Wäsche gewaschen und dafür nur insgesamt 5,00 DM bekommen.
Aber jene Zeit dürfte diese Frau nicht selbst erlebt haben. Sie war die Ehefrau eines in guter beruflicher Position stehenden Beamten. Gerade von ihr hätte ich solche Äußerungen nicht erwartet. Ich informierte sie über die Entlohnung einer Hebamme entsprechend der Hebammen-Gebühren-Ordnung. Damals betrug unsere Pauschale noch immer nur 36,00 DM für Geburt inklusive Wochenbett, ganz gleich wie lange die Hilfeleistung der Hebamme erforderlich war. Nach der spontanen Entbindung der Kindesmutter führte ich, wie bei allen Wöchnerinnen, zehn Tage lang täglich zwei Wochenbettbesuche durch. Sie ließ sich ganz und gar von mir bedienen. Man wollte mir keine Mühe ersparen.

Morgens mußte ich ihr das Waschwasser ans Bett bringen, sie abspülen, betten usw. - obgleich für ihre Pflege ihr Mann und ihre Mutter zur Verfügung standen. Diese aber schauten lieber zu, anstatt auch nur einen Finger zu krümmen. Als ich einmal wegen einer Hausgeburt nicht pünktlich bei ihr sein konnte, fuhr sie mich an, ich hätte meine Mutter schicken können. Das hatte ich natürlich nicht getan. In vorwurfsvollem Ton sagte sie mir, sie hätte schon vor einer Stunde auf die Bettschüssel gemußt. Obwohl sie hierzu ohne weiteres ihre Mutter hätte fragen können, meinte sie hochmütig, dies sei meine Arbeit und nicht die ihrer Mutter. Noch drei Kinder bekam diese Frau zu Hause. Auch wenn es vielleicht ungerecht erscheint, ich war jedes Mal froh, wenn meine Zeit bei ihr vorüber war, denn ihre Einstellung blieb die gleiche.

Ganz anders, ja fast genau im Gegensatz hierzu, war es bei Moni, die ihr siebtes Kind bekam. Der Kindesvater rief mich erst, nachdem seine Frau bereits geboren hatte.

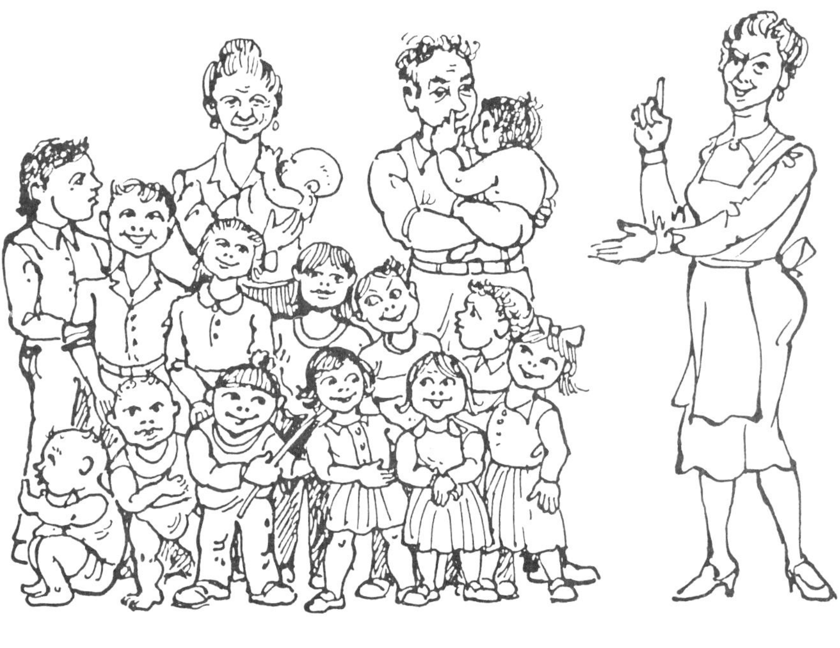

Bei den vorher geborenen Kindern sei das auch so gewesen, sagte man mir, sogar bei ihrer ersten Entbindung. Da die Familie in einer nahe gelegenen Großstadt wohnte, und ihr Mann immer erst nach der erfolgten Entbindung mit dem Fahrrad zu mir fuhr, um mich zu verständigen, waren alle ihre Kinder schon geraume Zeit auf der Welt, ehe sachgemäße Hilfe eintraf.
Vierzehn Kinder brachte Moni ohne Hebammenhilfe komplikationslos auf die Welt. Man kann sich das fast nicht vorstellen. Alle ihre Kinder sind am Tage geboren. Meist lachte der Himmel, vielleicht auch über die Überfülle des Kindersegens. Die Familie war schon Stammkunde bei mir. Ich hatte so meine Familien, in die ich alle ein bis zwei Jahre hineinkam. Im Laufe der Jahre nahmen auch fast alle ihre Kinder meinen Dienst in Anspruch.

Im Herbst 1952 geschah dann etwas ganz Schlimmes! Wieder einmal ohne Voranmeldung wurde ich zu einer Kreißenden gerufen. Sie erwartete ihr drittes Kind. Geburtshilflich war alles in Ordnung. Schon nach kürzester Zeit war das Kind geboren. Der Arzt wurde nicht benötigt. Die Mutter wollte ihr Kind sofort stillen. Sie band sich einen Mundschutz vor. "Erkältet?" fragte ich. Sie sagte: "Ja." "Meine Hochachtung", sagte ich. Danach stillte sie ihr Kind. Das Wochenbett verlief ohne Komplikationen. Meine Mission bei ihr war beendet. Doch in der darauffolgenden Nacht wurde ich zu meinem größten Erschrecken in ihre Wohnung gerufen. Man sagte mir, die Frau sei tot.
Es war unfaßbar! Ich fragte mich, wie das hatte passieren können. Ich begab mich sofort in ihre Wohnung. Der nebenan wohnende Arzt war bereits da. Mir stand das Herz fast still vor Schreck in jähem Begreifen. Schaum und Blut ergoß sich aus dem Mund der Toten. Ich hatte keine Worte, ich weinte. "Warum weinen Sie?" fragte mich der Arzt. "Das fragen Sie noch", sagte ich. Darauf antwortete der Arzt: "Die Frau hatte Tuberkulose, und beim Stillen ist ihr die Lunge gerissen." Ich fragte den Ehemann, warum man mir diese schlimme Erkrankung bei der Aufnahme der Vorgeschichte verschwiegen hatte. Er sagte, ich hätte dann möglicherweise die Geburt abgelehnt. Eine unbegründete

Scham hatte diese Eheleute dazu veranlaßt, mir die schwerwiegende Krankheit zu verschweigen. Aber auch der Arzt hatte davon gewußt und mich dennoch nicht informiert.
Jetzt fühlte ich mich veranlaßt, dem Arzt zu sagen, daß auch ich schwanger sei. Unter Vorkehrung entsprechender Maßnahmen wurde ich geröntgt. Gott sei Dank, ich war gesund! Ein Schock war es aber für mich und für viele, viele Schwangere.
Bei dieser Frau hatte ich in meinem Beruf nun erstmals den Todesfall einer Mutter erlebt. Die Frau hinterließ außer ihrem Mann und dem Säugling noch zwei schulpflichtige Kinder.
Ein Schwarm von Anmeldungen kam und die Frauen fragten: "Ich werde doch nicht auch sterben?" Immer wieder die gleiche Frage! Mit dieser Belastung mußte ich dann mit jenen Frauen während ihrer Geburt fertig werden. Es war schlimm, besonders in Anbetracht der Tatsache, daß auch ich zwei Monate später mein Kind bekommen sollte.

Nach diesem schlimmen Vorfall mußte ich die 25-jährige Sylvia von ihrem ersten Kind aus einer unvollkommenen Steiß-Fuß-Lage entbinden. Der Arzt kam zu spät, aber es ging alles gut. Nicht einmal ein Dammriß war entstanden. Wieder überkam mich das große Glücksgefühl meines Berufes, aus dem ich immer wieder neue Kraft schöpfte.
Auch Resi, meine Nachbarin, entband ich aus gleicher Situation. Leider war diese Geburt voller Schwierigkeiten. Schon bei der Anmeldung stellte ich bei der Patientin eine Beckenendlage fest. Wir besprachen alles. Ich schickte sie auch zum Arzt. Die größte Angst vor ihrer Entbindung war der werdenden Mutter angesichts der falschen Lage zunächst genommen, weil sie hörte, daß Sylvia wenige Tage zuvor ihre Steißgeburt auch gut überstanden hatte.
Die Zeit verging. Doch als der Tag der Entbindung kam, hatte es Resi schwer! Der Hausarzt war zugegen. Leider konnte er das Kind nur nach *Veit-Smellie* entwickeln, womit die Lösung der Arme und des Kopfes verbunden war.
Das Neugeborene wurde scheintot geboren. Durch seinen Atemstillstand war es blaß *(Asphyxie)*. Wiederbelebungsver-

suche, Wechselbäder und Spritzen blieben vorläufig erfolglos. Der Kindesvater meinte schon, wir sollten dem toten Kind seine Ruhe lassen. Aber sein Herz schlug. Über uns stand der Eid des Hippokrates, "in jedem Fall und unter allen Umständen Hilfe zu leisten". So arbeiteten wir unermüdlich weiter. Mit einem Ruck saß die Mutter im Bett. Vergessen waren Schmerz und Not und die Gefahr, in der sie selbst noch schwebte. Sie weinte und betete, während der Arzt mit künstlicher Atmung und ich mit Wechselbädern, wie wir es in der Hebammenschule gelernt hatten, versuchten, das Kind zum Leben zu erwecken.
Aber dann zeigte es sich, daß unsere Mühe nicht vergebens gewesen war: Endlich setzte der erste Atemzug ein. Mit Gottes Hilfe war das Kind zum Leben erweckt worden.
Obwohl es nun keine Komplikationen mehr gab, blieb mir dennoch die Angst. Mit Grauen dachte ich daran, wie sich dieser Junge wohl geistig entwickeln würde. Immer wieder drängte sich mir die Befürchtung auf, daß die Entwicklung seiner Fähigkeiten und Begabungen, die seinen späteren, individuellen Lebensweg bestimmen würden, durch den Sauerstoffmangel nach der Geburt beeinträchtigt worden sein könnte. Ich war daher nach Jahren angenehm überrascht, daß er die Realschule erfolgreich absolvieren konnte. Er wurde ein tüchtiger Geschäftsmann.

Aber noch mehr mußte ich erleben, ehe ich selbst mein Kind bekommen konnte. Alle Lichter im Ort waren erloschen. Der Mond stand hell am Himmel, als ich in einer kalten Novembernacht zu Marga fuhr. Sie lebte am Ortsrand in einem in einem Garten abgestellten Eisenbahnwaggon. Zu der durch die Nachkriegszeit bedingten Nahrungsnot kam hier auch noch die Wohnungsnot hinzu. Nur in dieser traurigen Enge hatte das Ehepaar mit ihrem achtjährigen Mädchen eine Bleibe gefunden. Aber auch unter diesen Verhältnissen mußte ich arbeiten, weil auch in solch trauriger Umgebung Kindlein auf die Welt kommen. Noch gab es bei uns im Lande viel Armut und Not in weiten Kreisen. Bei Kerzenlicht brachten wir das kleine Baby auf die Welt.

Inzwischen war es richtig Winter geworden. In einer finsteren und stürmischen Dezembernacht, noch ehe ich selbst mein Kind gebar, wurde ich zu einer Zweitpara gerufen. Ich fuhr noch immer Motorrad. Witterungsbedingt hatte ich Mühe, es zu starten. Mehrmals mußte ich es mit aller Wucht antreten, bis mein Motorrad endlich lief. In einem wohlig warmen Zimmer konnten wir am frühen Morgen den neun Pfund schweren Knaben zur Welt bringen. Dann wollte ich nach Hause fahren. Da aber mein Motorrad stundenlang in der eisigen Kälte gestanden hatte, sprang es wieder nur mit Mühe an. Durch diese Strapaze kam ich sehr erschöpft nach Hause. Das Gleiche erlebte ich nochmals in der nächsten Nacht, als ich bei Erika die letzte Hausgeburt vor meiner eigenen Niederkunft machte. Danach fuhr ich nur noch mit dem Fahrrad zu meinen Wöchnerinnen.

Zwei Wochen früher als von uns erwartet begannen früh morgens um acht Uhr meine Wehen. Es war mir sehr bald klar, daß es Geburtswehen waren. Ohne etwas zu sagen, erledigte ich noch die erforderlichen Wochenbettbesuche. Nur eine Kindesmutter erkannte meinen Zustand. Sie sagte zu mir: "Du wirst morgen auch nicht mehr kommen können." So war es dann auch.

An dem Tag meiner Niederkunft feierte eine Schwester meiner Mutter ihren fünfzigsten Geburtstag. Zu dieser Feier nahm meine Mutter unsere sechsjährige Tochter mit. Ich hatte absichtlich noch nicht gesagt, daß bei mir die Wehen angefangen hatten. Ich wollte zunächst allein bleiben. Mein Mann war von der Arbeit noch nicht zurück. So konnte ich mich selbst - vorläufig allein - mit Atmung und autogener Entspannung auf meine Geburt vorbereiten.
Als gegen Abend mein Mann kam, war die Geburt fest in Gang. Mit seiner Hilfe und mit Hilfe meiner kurz vor der Geburt nach Hause gekommenen Mutter, konnte ich unser Kind gebären. Leider war wieder ein großer Dammriß entstanden. Nach meiner ersten Entbindung hatte mich mein Hausarzt ohne jegliche Betäubung genäht, und das erst am nächsten Tag. Jetzt ließ ich mir das so nicht mehr gefallen.

Bislang wurden alle Mütter ohne Betäubung genäht. Jetzt konnte ich endlich für mich und für alle Frauen, die nach mir entbunden haben, durchsetzen, daß der Arzt eine Betäubung vor Durchführung seiner Hilfeleistung machte. Der Arzt setzte mit Unterstützung seines jungen Nachfolgers eine gute Naht.

Siebzig Hausgeburten führte ich in diesem Jahr durch. Drei Wochen später, am Altjahrsabend, gegen Mitternacht, wurde ich wieder gerufen. Mit der Gewißheit, daß es am ersten Tag des neuen Jahres ein kleines Baby gibt, durfte ich den Jahreswechsel zu Hause erleben.
Wie erwartet, kam Klein-Rita am 1. Januar auf die Welt. Damit fing das neue Jahr wieder gut an. Noch weitere schöne Geburten, und schlaflose Nächte, folgten.

Mit viel Liebe, Elan und Gottvertrauen

Früher stillten die meisten Frauen sehr lange. Frauen, die überschüssige Muttermilch hatten, wurden vom Arzt untersucht. Waren diese Mütter ganz gesund, durften sie ihre überschüssige Muttermilch bei einer Muttermilchsammelstelle abliefern. Eine solche Sammelstelle war in der Stadt eigens dafür eingerichtet worden. Man konnte die Milch auch direkt im Frühgeborenen-Krankenhaus abgeben. Dieses kostbare "Naß" wurde gut bezahlt.
Manchmal gaben auch Frauen ihre überschüssige Muttermilch kostenlos an andere Mütter ab, die ihr Kind nur teilweise stillen konnten. Milchpulver zur Herstellung von Säuglingsnahrung wurde damals selten verwendet. Viele Kinder wurden mit Frischmilch ernährt. Auf dem Lande wurde oft Kuhmilch beim Bauer gekauft, mit Wasser verdünnt und angereichert mit Haferflocken und Zucker, gekocht und dem Säugling durch die Flasche gegeben.

Fünfunddreißig Jahre war Gisela alt, als sie ihr erstes Kind, eine Frühgeburt, überraschend in einem notdürftig hergerichteten Keller entbunden hatte. Das bei dieser Sturzgeburt 1.600 Gramm leichte Mädchen wurde dem Kinderkrankenhaus zugeführt. Dort brachte der Kindesvater täglich viel, viel abgepumpte Muttermilch hin. So wurde die Frau zur Milchspenderin.
Mehr als ein Jahr lieferte die Kindesmutter abgepumpte Milch an das Kinderheim. Die Eheleute waren froh darüber, denn das Geld war knapp. Da Muttermilch gut bezahlt wurde, konnten sich diese Eheleute ein Kinderzimmer für ihr Baby einrichten und dazu noch einen Staubsauger kaufen.
Zwei Jahre später kam die zweite Tochter dieser Eheleute als Frühgeburt im siebten Monat zu Hause auf die Welt. Die Geburt verlief genauso gut wie beim ersten Mal. Wieder war reichlich Muttermilch da. Monatelang wurde das Frühgeborenenheim damit beliefert.

Zaghaft meldeten sich die Vorboten des nahen Frühlings. In einer lauen Frühlingsnacht wurde ich überraschend zu Ingrid gerufen, weil sie plötzlich starke Wehen bekommen

hatte. Sie erwartete ihr zweites Kind. Sie lag in einer dunklen Kammer ohne jede Lichtquelle. Als das Kind geboren wurde, leuchtete mir ihre Mutter mit der Taschenlampe. Ihr erstes Kind, ein etwa sechs Jahre alter Knabe, schlief friedlich in seinem Kinderbett, das im Wohnzimmer neben dem Durchgang zur Schlafkammer stand. Eine Tür gab es nicht. Da der Damm der jungen Frau gerissen war, rief ich den Arzt zur Naht. Den jetzt niedergelassenen jungen Arzt durfte ich auch nachts rufen. Ihm mußte ich bei der Durchführung der örtlichen Betäubung und bei der Naht mit der Taschenlampe leuchten. Auch für den Arzt war es unter diesen Gegebenheiten recht schwierig.
Plötzlich erwachte ihr kleiner Sohn und stand jetzt schreiend in seinem Bett. Er konnte uns bei der Arbeit zusehen und rief seiner Mutter lautstark zu: "Mama, laß dir das nicht gefallen, der Doktor näht dir alles zu!" Schnell hatte er kapiert, daß hier genäht wurde. Die Oma konnte ihn nur sehr schwer beruhigen. Später sagte mir die Entbundene, daß ihr Sohn sie gefragt habe, ob sie denn noch aufs Klo könne, der Doktor hätte doch alles zugenäht. Kinder machen sich eben auch ihre Gedanken.

Eine bei mir angemeldete werdende Mutter erwartete ihr drittes Kind. Weil sie mir sagte, daß sie ihre ersten beiden Kinder ausgetragen und tot zur Welt gebracht hatte, riet ich ihr von der geplanten Hausgeburt ab. Ich dachte an Rhesusunverträglichkeit und wies das Ehepaar auf diese Regelwidrigkeit hin. Trotzdem entschlossen sie sich mit Zustimmung des Arztes zur Hausgeburt. Jetzt saß ich an jenem Bett. Mir war nicht wohl dabei. Ich rief zeitig den Arzt.
Ich kontrollierte die Herztöne so häufig, wie nie zuvor in meinem Beruf. Plötzlich erkannte ich schlechte kindliche Herztöne. Der anwesende Arzt spritzte sofort ein Medikament, leider vergeblich. Wieder war das Kind im Mutterleib abgestorben. Erst Stunden nach dieser bitteren Gewißheit konnte das frischtote Kind geboren werden. Es war zum Verzweifeln! Hätte man denn bei dieser Vorgeschichte die Kreißende nicht rechtzeitig vorher zum Kaiserschnitt einweisen können? Leider war ich nur "die Helferin des Arztes"

und durfte selbst keine Entscheidung treffen. Elisabeth bekam nie mehr ein Kind. Später, nach Einführung des Mutterpasses, hätte man sicherlich auch diesen Fall in den Griff bekommen. Für mich blieb dieser Vorfall ewig in trauriger Erinnerung.
Immer wieder mußten die Regelwidrigkeiten, denen man auch in den fünfziger Jahren absolut nicht aus dem Weg gehen konnte, bewältigt werden. Manchmal kam es gar zu einer Häufung solcher Fälle. So gebar beispielsweise Lieselotte ihr drittes Kind. Die Nachgeburt löste sich nicht. Hier führte ein mir vorher unbekannter Frauenarzt, die manuelle Plazenta-Lösung durch. Kurze Zeit später bekam eine andere Frau ihr erstes Kind aus reiner Beckenendlage mit mir allein, weil der Arzt aus Zeitgründen nicht da sein konnte. Noch am gleichen Tag konnte Petra ihr Kind aus unvollkommener Steiß-Fuß-Lage mit ärztlicher Hilfe entbinden. Beide Kinder bedankten sich sofort mit kräftigem Schreien für die Hilfeleistung bei ihrer Geburt. Dieses erste Zeichen wird immer die Krönung unserer Arbeit als Hebamme bleiben.

Ich wurde zu einer Zweitpara gerufen. Fünf Minuten vor meiner Ankunft war ihr Büblein ganz spontan ohne Riß allein geboren. Während meiner Wochenbettbesuche, die ich vorschriftsmäßig zehn Tage lang zweimal täglich durchführte, erlebte ich einiges Interessantes, manchmal auch Erschreckendes.
Zunächst blieb die Wöchnerin den ganzen Tag im Bett liegen. Sie stand auch nicht zum Waschen und nicht zum Betten auf. Ihr Kind wurde von mir zweimal täglich versorgt. Dazwischen wurde es nicht gewickelt. Die Kindesmutter sagte, sie müsse im Bett liegen, weil sie sechs Wochen Wöchnerin sei und so lange nichts tun dürfte. Ähnliches hatte ich schon einmal erlebt. Der jungen Mutter wurde das Kind nur zum Stillen gebracht. Nach zehn Tagen war meine Mission beendet. Zwei Wochen später kam ihr Mann zu mir und fragte, was er machen könne, seine Frau liege noch immer den ganzen Tag im Bett. Mit ihm sprach ich ab, daß ich seine Frau noch einmal besuchen und aufklären würde. Ganz privat ging ich zu ihr. Sie empfing mich mit den Wor-

ten: "Du hast deine Hebammentracht nicht an. Komme nur nicht näher. Du bist unsteril." Sie ließ nicht mit sich reden. Unverrichteter Dinge mußte ich wieder gehen. Wie lange ihr Mann sich noch mit seinem Schicksal abfinden mußte, blieb mir unbekannt.

In dieser "alten" Zeit entband ich in der hiesigen Umgebung fast alle Frauen zu Hause. Sie waren nicht leichtsinnig, aber sahen den Dingen meist mit viel Gottvertrauen entgegen. Viele erkannten, daß auch ich von Natur aus verantwortungsbewußt bin, und gaben sich so in meine Obhut.

Schon frühzeitig hatte sich die 34-jährige Inge bei mir angemeldet. Sie erwartete ihr erstes Kind. Sie war von vielen Menschen verängstigt worden. Jetzt begannen ihre Wehen. In einer finsteren Dezembernacht bei sibirischer Kälte rief mich ihr Mann. Ich machte mich in Gottes Namen auf den Weg über Land, bis ich in ihrer fünf Kilometer entfernt und mitten im Feld liegenden Wohnung ankam. Weit und breit war kein Haus zu sehen in dieser Einsamkeit.

Durch meine Anwesenheit bei ihren Schmerzen konnte ich ihr alle Ängste nehmen. Wir plauderten ein Weilchen hin und her. Die Zeit verging dabei schnell. Die werdende Mutter tröstete sogar ihren Mann mit den Worten: "Wir schaffen das schon", denn er schien mehr Angst zu haben als wir beide.

Zur Austreibungsperiode wollten wir den Arzt rufen, aber diese setzte so unerwartet schnell ein, daß die Zeit dazu nicht mehr reichte. Schon vier Stunden nach meinem Eintreffen erblickte ohne Schwierigkeiten ein gesundes Mädchen das Licht der Welt. So erlebte diese "alte" Erstpara eine Bilderbuchgeburt zu Hause.

Schwieriger dagegen war die Geburt von Renates erstem Kind. Die Geburt kostete viel Schweiß. Mit Hilfe ihrer Mutter haben wir gepreßt und gepreßt. Die werdende Oma sagte ihrer wehenden Tochter immer wieder: "Nur weiter mein Kind, wir schaffen es schon! Bis in jedem Härchen ein Schweißtröpfchen sitzt, ist es vorbei!" So war es dann auch. Rauh aber herzlich! Mit einem Dammschnitt gelang letztendlich die Geburtsbeendigung des fast fünf Kilogramm schweren Kindes. Der Hausarzt nähte anschließend diese Episiotomie. Der Damm verheilte gut.

Eisig kalt fing das neue Jahr an. Es blieb auch einige Wochen so. In einer sternenklaren eiskalten Nacht wurde ich in ein tief im Wald stehendes Haus gerufen. Hier sah Maria der Geburt ihres zweiten Kindes entgegen. Nun galt es, mit dem Motorrad den stark gefrorenen Waldweg zu überwinden. Damals war es noch nicht wie heute, daß sich eine gut asphaltierte Straße anbot. Es war sehr schwer und dauerte entsprechend lange, bis ich dort eintraf. Zu meinem größten Erschrecken erkannte ich eine teilweise vorzeitige Plazenta-Lösung. Weil ich wußte, daß mit jedem Tropfen Blut, den die Mutter vorzeitig verlor, dem Kind Sauerstoffträger verloren gingen, schickte ich den Mann sofort zum Arzt. Telefon gab es damals in diesem Hause noch nicht. Zwischenzeitig gelang es mir, diese Entbindung schnellstens zu beendigen. Dadurch konnte ich die Geburt eines geschädigten oder toten Kindes verhindern. Als Vater und Arzt eintrafen, hatte sich das Kind schon rosig geschrien. Ich war ebenso glücklich wie die Eltern.
Solches Verhalten wird heute kein Arzt verstehen und auch so manche junge Kollegin nicht. Aber damals in alter Zeit konnte man nicht viel Getue machen. Wenn ich allein vor der Tatsache stand, mußte ich ganz einfach meinem geleisteten Eid gehorchen und nach bestem Wissen und Gewissen handeln, auch wenn ich es manchmal mit Herzklopfen tat.

Drei Berufsjahre waren vergangen, in denen ich schon manches erlebt hatte. Ich war oft glücklich und stolz. Ich hatte aber auch manchmal gezittert, gebetet und geweint. Erst jetzt begann ich zu begreifen, was es heißt, Hebamme zu sein. Nun konnte ich meine Mutter erst so richtig verstehen, wenn es ihr in ihrem Beruf auch manchmal so ergangen war. Nur mit viel Liebe, Elan und Gottvertrauen konnte ich diesen Beruf weiterhin durchführen, ein ganzes Berufsleben lang, bis mir mein Schicksal Einhalt gebot.

Kap. III Die Goldenen Fünfziger Jahre

Rhesusfaktor

Eine Bekannte kam zu mir und sagte, daß ihre Tochter, die im siebten Monat schwanger war, seit mehreren Tagen wegen Nierenbeckenentzündung im Bett läge. Außer medikamentöser Behandlung hatte man der Schwangeren künstliche Wärme verordnet. Diese jedoch löste wahrscheinlich im Laufe der Tage zu den ohnehin vorhandenen Schmerzen noch Wehen aus. Als ihre Mutter dies erkannte, wurde ich gerufen. Mit Erschrecken sah ich die Frau in einem Wehensturm liegen. Kaum war dieser verebbt, brach ein neuer herein. Gertrud begann zu pressen. Die Blase sprang, und sogleich wurde das erste Zwillingsmädchen geboren. Es schrie sofort und wog 1.400 Gramm, ein Frühchen also. Nach zehn Minuten war das zweite Zwillingskind gleichen Gewichts in Beckenendlage geboren. Die Mutter der Entbundenen hatte mich gerade noch rechtzeitig gerufen.

Kinderwäsche war zur Zeit noch nicht vorhanden, aber warmes Wasser für die Wärmflasche war da. Der Arzt kam bald und überwies die Kinder sofort in die Klinik. Irgendwer hatte inzwischen Kinderwäsche beschafft, und der Krankenwagen kam auch bald. Leider waren beide Kinder schon nach acht Stunden tot. Erst später erfuhr ich, daß die Kindesmutter rh-negativ war.

Später hat diese Kindesmutter noch ein weiteres Kind ausgetragen und in der Klinik geboren, wo es aufgrund der Rhesusunverträglichkeit *(Inkompatibilität)* ebenfalls sehr bald verstarb. Durch die erste Doppelschwangerschaft war die Schwere des Krankheitsbildes verstärkt worden. Einige Jahre danach gebar die Frau dann vorzeitig durch Kaiserschnitt doch noch ein gesundes Mädchen. Nachdem das Blut ihres Kindes ausgetauscht worden war, und es noch einige Zeit in der Klinik verbracht hatte, kam es gesund nach Hause und wurde wohlbehütet groß.

Aus der Forschung ist uns jetzt bekannt, daß es unter Umständen schon bei ungeborenen Kindern zu Schädigungen kommen kann. Wenn durch die Vereinigung einer rh-nega-

tiven Mutter mit einem Rh-positiven Vater ein Rh-positives Kind geboren wird, kann es unter Umständen zu Schädigungen des Kindes kommen, wie Gelbsucht *(Ikterus)*, oder zu Wasseransammlungen im ganzen Körper, die zum Fruchttod führen können.
Wenn bei dem Neugeborenen von der Mutter Antikörper in das kindliche Blut übergegangen sind, kann es durch einen sofortigen Blutaustausch fast immer gerettet werden. Bei einer ersten Schwangerschaft trifft dies noch nicht zu, weil der negative Organismus der Mutter das erste Kind weitgehend gegen Antikörper schützen kann.
Auch nach Hausgeburten wird jede betroffene rh-negative Mutter geimpft, damit bei ihr für die nächste Schwangerschaft eine Abwehrbildung gegen Rh-positive Antikörper einsetzt. Dadurch wird sie von Schwangerschaft zu Schwangerschaft geschützt und ist so in der Lage, ihr Ungeborenes vor derlei Schädigungen zu schützen.
Da der Rhesusfaktor vererbbar ist, wird bei allen werdenden Müttern, die sich zur Vorsorge begeben, das Blut untersucht und in den inzwischen eingeführten Mutterpaß eingetragen, um zu gegebener Zeit die notwendigen Anordnungen treffen zu können.
Gegenüber ca. 15 % rh-negativen Menschen sind etwa 85 % Rh-positiv. Es handelt sich hierbei selbstverständlich nicht um Krankheiten, sondern lediglich um ein Erbanlage.

Eine junge Witwe, deren Mann wenige Wochen vor der Geburt ihres Kindes bei einem Verkehrsunfall ums Leben gekommen war, rief mich zu ihrer Entbindung. Sie wollte unbedingt ihr erstes Kind zu Hause entbinden. Außer daß sie rh-negativ war, und ich die entsprechenden Maßnahmen durchführen mußte, war alles in Ordnung. Mit meiner und der Hilfe einer Nachbarin ging alles gut. Zu ihrer Versorgung im Wochenbett reiste ihre Mutter an.
In einer Nachbargemeinde wohnte eine Rh-positive Mutter. Drei Kinder hatte sie gesund geboren. Bei diesen ihren ersten drei Kindern war alles in Ordnung. Nicht einmal eine Neugeborenen-Gelbsucht war aufgetreten. Jetzt kam das vierte Kind zur Welt. Sofort erkannte ich eine angeborene Gelbsucht. Obgleich sie nicht rh-negativ war, vermutete ich

eine ABO-Unverträglichkeit oder eine Unreife der kindlichen Leber. Deshalb veranlaßte ich, daß das Neugeborene zum Blutaustausch in die Klinik kam. Ein Kinderarzt, welcher der Kindesmutter zu Hause Venenblut abnahm, holte mit einer Kinderkrankenschwester in der Wohnung das Baby mit einem Frühgeburten-Transport-Körbchen ab. Das kindliche Blut wurde ausgetauscht. Später konnte das Kind gesund nach Hause entlassen werden.
Bei Ellen, einer Erstgebärenden mit dem Blutgruppenmerkmal A, Rhesusfaktor-positiv, wurde anders verfahren. Sie gebar einen kleinen Knaben. Am zweiten Tag war das Kind bereits gelb. Ich rief den Arzt. Außer reichlichem Zufuhr von Flüssigkeit, Licht und Wärme wurde damals jedoch nichts unternommen. Der Arzt kam noch zweimal ans Wochenbett. Erst nach zehn Tagen klang der Ikterus des Kindes ab. Ich hatte ein ungutes Gefühl. Da ich die Familie gut kannte, konnte ich aber im Laufe der Jahre feststellen, daß bei dem Kind kein Schaden entstanden war. Der Knabe von damals ist ein äußerst intelligenter Mensch geworden. Die Kindesmutter gebar noch zwei Kinder, bei denen der verlängerte Ikterus auch ohne Folgen blieb.

Verschiedenartige Vorkommnisse

In einer Vollmondnacht im Wonnemonat Mai wurde ich zu einer Viertgebärenden gerufen. Mein Motorrad war damals zur Reparatur in der Werkstatt. So fuhr ich mit meinem Fahrrad in den Nachbarort. Ich kam rechtzeitig an.
Nach glücklich beendeter Geburt begleitete mich der sehr höfliche Kindesvater nach Hause. Ich nahm dankend an. Unterwegs eröffnete mir der Mann, daß er nunmehr ja nicht mehr mit seiner Frau schlafen könne. Er meinte zu meinem größten Erschrecken, ich würde jetzt ersatzweise für ihn da sein. Ich hatte nie damit gerechnet, daß es Männer gäbe, die von einer Hebamme solche "Dienste" erwarteten! Nachdem ich ihm aber klar gemacht hatte, welche Pflichten er und ich - gerade wir beide - seiner tapferen Frau gegenüber hätten, sah er dieses ein und sprach nie mehr mit mir darüber.
Bald danach wurde ich zu der erst siebzehnjährigen Nicole gerufen. Ihr Kind wurde in Beckenendlage geboren. Wieder konnte ich die Erstgebärende, noch ehe der Arzt eintraf, aus einer reinen Steißlage nach Bracht entwickeln. Ich war wieder einmal ein klein wenig stolz auf meine Leistung.

In den folgenden Wochen ging alles seinen gewohnten Gang, und bald war die warme Jahreszeit. Es war ein heißer Sommertag, als die Eltern einer werdenden Mutter Silberhochzeit feierten. Ausgerechnet an diesem Nachmittag setzten bei der jungen Frau die Wehen ein. Um ihre Eltern nicht zu beunruhigen, vertraute sie sich einer Bekannten an, die mich anrief. Niemand merkte es. Heimlich, still und leise schlichen wir uns aus dem Haus, in dem sich die Gesellschaft befand. Wir gingen zu Fuß in die Wohnung der jungen Mutter. Nur wenig später gebar sie hier ihr drittes Kind. Erst danach meldeten wir telefonisch den Nachwuchs an. Dies sorgte für eine riesige Überraschung.

Kurz darauf wurde ich spätabends zu Margret gerufen. Sie erwartete ihr zweites Kind. Sie hatte gute Wehen, das Bekken war leer! Ich stellte ein *Hydramnion* (übermäßige Fruchtwassemenge) fest. Das Kind lag in Querlage. Ich war sehr erschrocken und holte sofort den Arzt. Wir führten zu-

sammen eine äußere Wendung auf den Fuß durch. Das Kind konnte um drei Uhr nachts gesund geboren werden. Ich weiß, daß man heute sagen würde: "So etwas gehört in die Klinik." Das kann ich auch verstehen. Aber damals war das eben noch nicht so. Nicht einmal der Frauenarzt, sondern der Hausarzt bewältigte mit der Hebamme zusammen fast alle Regelwidrigkeiten.
Aus all diesen Schwierigkeiten, die leider nicht ausblieben, lernte ich viel. Das große Glücksempfinden, gerade diesen Beruf zu haben, überkam mich immer wieder. Es war herrlich, neuem Leben auf die Welt zu helfen und sehr viele Mütter und Väter glücklich zu sehen.

Inzwischen hatte es sich herumgesprochen, daß man sich bei der Hebamme anmelden sollte. Viele taten das auch. So hatte ich die Möglichkeit, die Mütter und ihre Familien besser kennenzulernen, mich auf sie einzustellen und, was besonders wichtig war, in beruhigenden Gesprächen ihre Angst abzubauen. Ich merkte, daß die Frauen in der Familie Geborgenheit suchten.

In unserer Nachbargemeinde Braunshardt war ein katholisches Mutterhaus. Dort konnten manchmal Frauen entbinden, die zu Hause unzureichend versorgt waren. Darin durfte ich jetzt eine besonders schöne Entbindung machen. Der katholische Pfarrer holte mich abends gegen 22 Uhr mit seinem Wagen ab. Er meinte, daß ich nicht in der Nacht mit dem Motorrad fahren sollte. Er tat es gerne und brachte mich auch nachts um drei Uhr wieder nach Hause.
Für die Geburt standen mir als Hilfe zwei Nonnen zur Verfügung. Auch für sie war ihre Hilfeleistung eine Erfüllung beim göttlichen Geschehen der Geburt eines Menschen. Die Entbundene wurde von ihnen mit rührender Hingabe bis zum Ende des Wochenbettes bestens versorgt, gehegt und verpflegt, ebenso das kleine süße Mädchen.

Bei grausigem Ostwind und feinem Eisregen fuhr ich in einer Vollmondnacht mit meinem zweirädrigen Gefährt über die Lande zu einem einsam im Wald gelegenen Bahnhaus. Die Kreißende erwartete mich sehnsüchtig. Sie bekam ihr

erstes Kind. Fast die ganze Nacht ging vorüber, bis sich endlich das Kleinchen bequemte, gegen Morgen das Licht der Welt zu erblicken. Es war eine lange Nacht, aber ein schöner Abschluß. Sehr ermüdet fuhr ich über die uneben zusammengefrorenen Schnee- und Eisbrocken zurück nach Hause.
Gern fuhr ich täglich zu ihr in das abgelegene Bahnhaus, dessen Umgebung von vielen Tieren belebt wurde. Bald wurde auch das Wetter besser, der Wind drehte sich, und ich hatte manchmal das Gefühl, als sängen mir Wald und Wind ein Lied auf meinem Weg. Ich empfand dies als wunderbaren Ausgleich für meine Arbeit.

Wenig später wurde ich in ein einsam im Feld gelegenes Haus gerufen. Hier erwartete eine Frau ihr viertes Kind. Die Geburt ging schnell und gut. Aber als wir das Neugeborene in genauen Augenschein nahmen, waren wir sehr erschrocken. Es ähnelte im Genitalbereich einem Zwitter.
Sogar die Eltern hatten es sofort erkannt, da diese sehr viel mit Tieren zu tun hatten, wo es derlei Mißbildungen auch ab und zu gab. Sie waren sehr traurig. Zunächst konnte ich nicht mehr machen, als die Eltern zu trösten. Ich führte eine entsprechende Meldung an den Amtsarzt durch. Von dort wurden wir angewiesen, dem Kind einen dem Geschlecht, dem das Kind jetzt am meisten ähnelte, entsprechenden Namen zu geben. Dieses war weiblich. Falls sich das Kind im Laufe der Jahre zu einem anderen Geschlecht hingezogen gefühlt hätte, wäre dieser Name ohne viel Schwierigkeiten umgeändert worden. Doch dem war nicht so.
Das Mädchen entwickelte sich, wie erhofft, geschlechtlich weiblich. Die Bestätigung dafür erhielt ich nach zwei Jahrzehnten, als ich das Kind von damals selbst entbinden durfte.

Unverhofft wurde ich in eine Großfamilie gerufen. Ich traf eine sehr mollige, wehende Mutter von zehn Kindern an. Sie war auch in dieser Schwangerschaft nicht bei einem Arzt oder bei einer Hebamme gewesen. Ich hatte sie noch nie entbunden. Die Hausgeburt war für sie selbstverständ-

lich. Auch alle ihre anderen Kinder hatte sie zu Hause geboren. Sie meinte, was da käme sei die natürlichste Sache der Welt.
Bald war es soweit. Ein erstes Zwillingsmädchen von 2.750 Gramm wurde geboren. Niemand, auch ich nicht, hatte geahnt, daß es einen solchen reichen Segen geben würde. Ich war von einer tiefen Erregung erfaßt, als ich den Eltern sagen mußte, daß sich noch ein Zwilling dazugesellen werde. Sofort verständigten wir den Arzt. Bei der Kreißenden flammten erneut gute Wehen auf. Wenige Minuten später war das zweite Zwillingsmädchen von 3.150 Gramm, ebenso rosig wie ihre erste Zwillingsschwester, geboren. Es waren eineiige Zwillinge. Als der Arzt kam, war auch schon die Plazenta vollständig ausgestoßen.
Alle Geschwisterchen bestaunten den reichen Segen. Jedes küßte die kleinen Wesen mit ungewohnter Zärtlichkeit. Zwanzig kleine Hände streichelten die beiden Zwillingsmädchen, bis ich ihnen schließlich Einhalt gebieten mußte. Dann legte ich dem Vater die beiden süßen Kindlein in die Arme. Er streichelte sie mit geübter Behutsamkeit und sagte: "Euch bringen wir auch noch groß, aber jetzt soll es doch Schluß sein."
Hier konnte man wieder deutlich erkennen, mit wieviel Liebe gerade in einer Großfamilie die Kinder aufgenommen werden. Heute sind sie groß. Ich selbst kann die Zwillinge nicht voneinander unterscheiden.

Nach tagelanger Kälte wurde es endlich milder. Es fiel Schnee, sehr viel Schnee. Ich hatte weite Wege zurückzulegen, insbesondere zu meinen Außenbezirken, wo ausgerechnet zu jener Zeit viele Kinder geboren wurden. Aber ich hatte das große Glück, daß ich einen Vater hatte, der Bauer war und einen Pferdeschlitten besaß. Vor diesen spannte er unser Pferd "Tenno", mit dem wir gemeinsam durch die verschneite, schöne Landschaft zu meinen Wöchnerinnen fuhren.
Wiesen und Felder lagen unter einer geschlossenen Schneedecke, glitzernder Reif hatte die Bäume überzogen, es war eine Idylle, an der wir uns sehr erfreuten. Es war schön, wie das Pferd mit seiner Glocke übers Land trabte. Es war

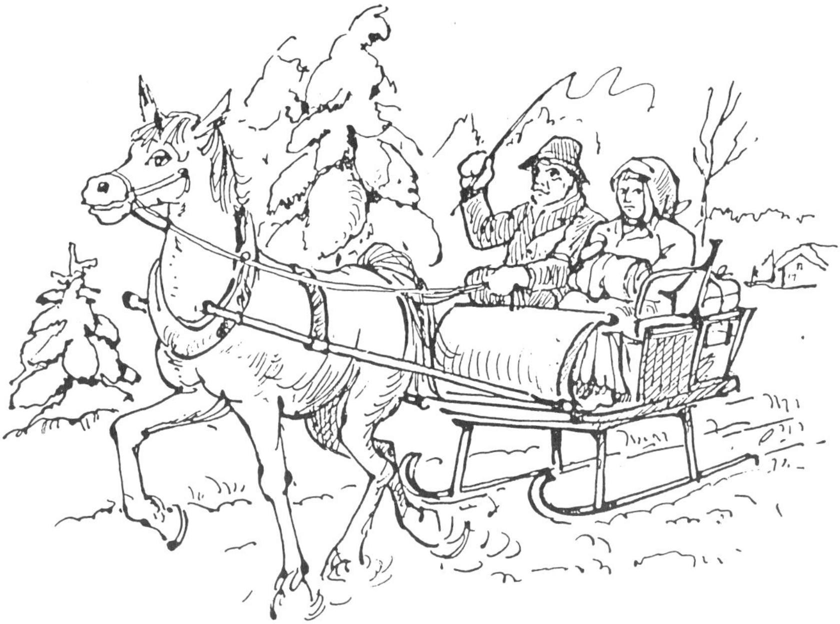

wunderbar, daß es sie gab: den Vater, das Pferd und den Schlitten. Vater freute sich jedes Mal sehr, wenn ihm ab und zu einmal jemand ein Schnäpschen zu seiner eigenen Erwärmung anbot. Es tat uns fast leid, als das Wetter umschlug. Es taute, und die ganze winterliche Schönheit war dahin.

Immer und immer wieder war ich beruflich unterwegs, ganz gleich, ob im Familienkreis oder bei Freunden eine Feier anstand. Oft war ich nicht da. Für meinen Mann war das ganz bestimmt nicht angenehm. Es war nicht nur mein, es war unser Schicksal. Wieviel Rücksicht mußte mein Mann auf meinen Beruf nehmen, und er hat es immer mit mir getragen und mich nie im Stich gelassen. Ich habe den besten Mann der Welt!
Einige geschiedene Kolleginnen habe ich inzwischen schon kennengelernt. Es ist menschlich verständlich, wenn man-

cher Mann ein solches Leben nicht ertragen kann. Wenn er eine Frau hat wie mich, die in erster Linie und auch immer "nur Hebamme" sein will.
Auch bei einer Jahrgangsfeier konnte ich nicht zugegen sein. Als ich nach der Entbindung gegen Morgen nach Hause fuhr, begegneten mir die letzten, feuchtfröhlichen Alterskollegen. "Hebammenschicksal", dachte ich und war damit zufrieden.
Wieder einmal hatte ich erfahren, daß ich als freiberufliche Hebamme keine Regelmäßigkeit im Ablauf von Arbeit und Ruhe hatte. Ich mußte auch noch Frische und Kraft ausstrahlen, als ich gezwungenermaßen mehrere Geburten hintereinander leitete. Aber mir war das Wunderbare, Menschen zu helfen und das Privileg einer weitgehenden Entscheidungsfreiheit in die Hand gegeben worden.
Es war nur menschlich, wenn ich nach manchmal dreißig- bis vierzigstündiger Tätigkeit ermüdet nach Hause kam. Ich versuchte Außenstehende nie merken zu lassen, daß ich müde war. Mit dem eisernen "Muß" ging es auch immer wieder.

Erstaunen, Erschrecken, Ergriffenheit

Die schlimme Krankheit Krebs hatte eine liebe Mutter dahingerafft. Ein gütiger Vater und drei Halbwaisen blieben zurück. Sie konnten auf Dauer nicht alleine bleiben. Eine neue Mutter mußte ins Haus. Der Mann fand eine gutmütige Frau, die sich der schweren Aufgabe gewachsen fühlte. Der liebe Mann und dankbare, wohlerzogene Kinder machten ihr das Leben als Stiefmutter nicht schwer. Als sich ein Kind anmeldete, freuten sich alle mit ihr. Es wurde ein Sohn. Hier erlebte ich, mit wieviel Toleranz und Zuneigung die Kinder ihrer zweiten Mutter entgegenkamen. Ein weiteres Geschwisterchen, ein Mädchen, kam später hinzu. Sie waren eine glückliche Familie.

Sieben Kinder hatte eine Mutter in der Stadt schon geboren. Alle wurden von einer älteren Kollegin ohne Komplikationen auf die Welt gebracht. Jetzt wurde ich als Urlaubsvertretung zu der stark blutenden Kreißenden gerufen. Ich dachte sofort an eine vorliegende Nachgeburt *(Plazenta prävia)* und verwies die Kreißende ins Krankenhaus. Sie sagte zu mir: "So ist es eben, wenn man seine eigene Hebamme nicht hat." Woher die starke Blutung kam, und daß diese lebensgefährlich sein konnte, wußte die Kreißende nicht.

Sie mußte wegen der Plazenta prävia durch Kaiserschnitt *(Sectio)* entbunden werden. Hierbei stellte man fest, daß sie total verkrebst war. Daran verstarb sie dann leider schon am dritten Wochenbett-Tag.

Sehr erschrocken war Eva, als mit ihren Geburtswehen ein großer Schwall Blut kam. Jetzt wurde ich zu Hilfe gerufen. Wieder dachte ich an eine vorliegende Nachgeburt, konnte aber sehr bald feststellen, daß es sich um eine teilweise vorzeitige Lösung der Nachgeburt handelte. Mit dem Arzt, den sie gleichzeitig mit mir bestellt hatte, konnte die Geburt schnellstens beendet werden. Ein scheintoter Knabe kam zur Welt. Dank Wiederbelebungsversuchen, Wechselbädern und Spritzen konnte er gerettet werden. Die Angst, daß das

Kind geistigen Schaden genommen hätte, erwies sich als unbegründet. Nicht immer sollte man gleich das Schlimmste annehmen, wenn die Atmung nicht sofort in Gang kommt, denn dieser blaß-asphyktische Knabe ist später selbst Arzt geworden.

In meinen ersten Berufsjahren lebten noch immer viele Menschen in schlechten sozialen Verhältnissen. In einem Pferdestall lebte eine Familie mit ihrem ersten Kind. Das rauhe Mauerwerk war unverputzt, der Boden, der mit Steinen gepflastert war, war uneben und schmutzig. Dort hatten sich die Leute ein Lager aufgeschlagen und einen Herd aufgestellt. Als Abzug diente ein Loch in der Wand. Ein alter Tisch und ein paar Stühle bildeten das ganze Mobiliar. An der Decke brannte eine düstere Stall-Lampe, es war ein menschenunwürdiger Zustand. Schreckliche Traurigkeit überkam mich. Mir war klar: Hier in dieser trostlosen Behausung konnte ich keine Hausgeburt verantworten. Ferner war der Ehemann arbeitslos und nicht versichert. Ich ging zur Gemeindeverwaltung und erbat für diese Leute eine menschenwürdige Wohnung. Außerdem erbat ich vom Sozialamt die Übernahme der Kosten einer Klinikentbindung. Nur Letzterem wurde stattgegeben.

Gegen vier Uhr morgens rief mich der Mann. Wir hatten abgesprochen, daß ich seine Frau in die Klinik begleiten würde. Als ich endlich bei der Frau ankam, war das Kind jedoch schon geboren - im Stall. Wie das Jesuskindlein!
Nachdem ich das Baby abgenabelt hatte und die Nachgeburt (Plazenta) ausgestoßen war, rief ich einen Krankenwagen, um Mutter und Kind zur Weiterversorgung in die Klinik bringen zu lassen. Hier hatten beide für einige Tage Pflege und geregeltes Essen. Der Familie wurde wenig später vom Wohnungsamt eine geräumige Holzbaracke zugewiesen.

Zur Geburt des dritten Kindes wurde ich zwei Jahre später gerufen. Die Frau war gerade noch beim Putzen der Küche, als ich kam. Sie sagte: "Gleich bin ich fertig, und dann kann es losgehen." Es war kein Feuer im Ofen und auch kein elektrisches Gerät vorhanden, mit dem ich Wasser erwärmen könnte. So wickelte ich die sterile Watte und den Zellstoff aus der Wochenbettpackung aus. Mit diesem Papier entfachte ich im Herd ein kleines Feuer, nahm die Ringe weg und stellte die mit Wasser gefüllte runde Emailschüssel in die Ofenöffnung hinein. Als das Kind geboren wurde, war das Wasser gerade soweit, daß ich das Neugeborene waschen konnte.

Bei der nächsten Geburt dieser Patientin hing über dem Waschbecken ein Automat, den ich selbst mit Fünfzigpfennigstücken füttern konnte, um warmes Wasser zu bekommen.

Unter ähnlichen Verhältnissen kamen dort noch vier Kinder auf die Welt. Das war in Deutschland die "dritte Welt", wo viel mehr hätte geholfen werden müssen.

Es gab aber manchmal Probleme ganz anderer Art. Zu nachtschlafender Zeit tätigte ich wieder einmal eine "spontane" Beckenendlage bei einer zwanzigjährigen Erstpara. Der Hausarzt war auch da und konnte das Kind nach Bracht entwickeln. Es war eine Bilderbuchgeburt, kein Riß, kein Schnitt, und das bei einem ausgereiften Kind. Auch das Wochenbett verlief ohne Komplikationen. Zwei Jahre später meldete sich diese Mutter in Erwartung ihres zweiten Kindes wieder bei mir an. Sie war auch schon beim Arzt gewesen. Diesmal lag das Kind richtig. Kurz nach ihrer Anmeldung kam ihr Ehemann - ohne Wissen seiner Frau - mit einer sonderbaren Bitte zu mir. Ich möge seine Frau, wenn diesesmal die Geburt anfinge, zur Entbindung in die Klinik bringen. Als Grund dafür gab er an, seine Frau habe ihn im ersten Wochenbett zu Sexualverkehr genötigt, und er könne das nicht wieder verantworten.

Ich besprach die Sache mit dem Arzt, weil wir eine Klinikeinweisung benötigten, die nur sehr ungern erteilt wurde. Als die Frau Wehen bekam, ließ ich den Arzt rufen, der die Patientin in das Krankenhaus schickte unter dem

Vorwand, daß wegen schlechter kindlicher Herztöne die Geburtsbeendigung in der Klinik erfolgen müsse. Dort verlief alles gut. Nach zehn Tagen wurde die Wöchnerin nach Hause entlassen. Der Mann bedankte sich später bei mir sehr. Nicht immer sind es die "bösen" Männer, die die Frauen nötigen. Manchmal ist es auch umgekehrt.

Leider gab es in dieser "alten" Zeit noch nicht die wissenschaftlichen und technischen Hilfsmittel, über die wir heute verfügen können, sodaß es vorkommen konnte, daß ich völlig unerwartet mit den manchmal grauenhaften Launen der Natur konfrontiert wurde. Wegen frühzeitiger Wehen wurde ich zu einer jungen Mutter gerufen, die ihr erstes Kind erwartete. Sie war erst im siebten Schwangerschaftsmonat. Wegen unklarem Tastbefund rief ich den Arzt. Wir dachten zunächst an eine Beckenend- oder Gesichtslage. Aber zu unserem größten Erschrecken mußten wir eine Mißbildung empfangen. Der Kopf des Kindes hörte an der Schädelbasis auf, die Augenknochen ragten hervor, das Hirn und die Schädeldecke fehlten. Es war ein grausiger Anblick. Froschkopf, auch *Anencephalus*, wird diese Mißbildung genannt. Das Kind schrie kräftig, bis es nach zwanzig Minuten verstarb.

Noch gab es keinen Ultraschall, keine entsprechenden Voruntersuchungen, womit man solche Mißbildungen vorgeburtlich hätte erkennen können. Gott sei Dank kamen solche erschreckende Fälle nur selten vor. Weitaus erschrekkender, weil viel öfter vorkommend, war eigentlich die Unwissenheit bzw. Unaufgeklärtheit vieler Leute, was mitunter gerade eine Ursache für Mißbildungen sein konnte.

Eine junge Bäuerin bekam ihr erstes Kind. Eine halbe Flasche Schnaps hatte sie schon getrunken, bevor ich kam. Ganz benebelt erzählte sie mir, daß sie dadurch ihr Kind nicht so schwer bekäme wie andere Frauen. Sie sei entspannt wie nie zuvor. Außerdem würden die Babys dadurch viel schöner. Bald, sehr bald kam das Kind, und ich war froh, als alles gut vorüber war. Diese Unsitte, während der

Geburt hochprozentigen Alkohol zu trinken, unterließ sie trotz meiner Belehrung bei ihren drei darauffolgenden Geburten auch nicht. Ansonsten war diese Mutter keine Alkoholikerin. Ich konnte nicht dahinter kommen, wer ihr solchen Aberglauben vermittelt hatte.

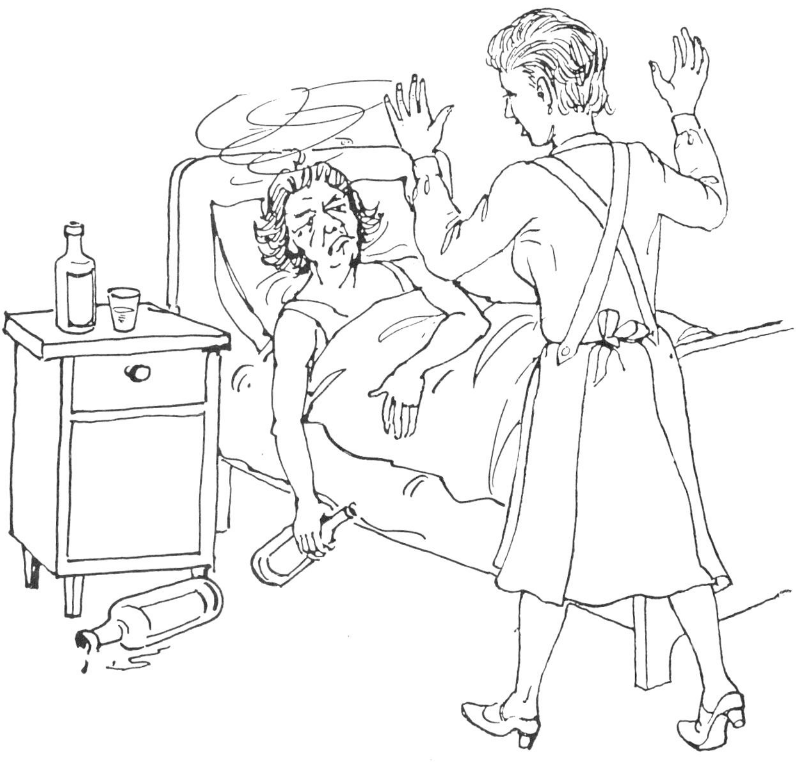

Mutterglück

Väterchen Frost hatte sich wieder zurückgezogen, es war Frühjahr, und ich beabsichtigte, meinen Führerschein der Klasse drei zu erwerben, damit auch ich Auto fahren dürfte. Neun Fahrstunden absolvierte ich, bis ich ihn entgegennehmen durfte. In der theoretischen Ausbildung waren 26 Männer, und ich war die einzige Frau. Damals erwarben noch sehr wenige Frauen den Führerschein. Man war noch immer das "schwache Geschlecht". Nur in der Arbeit wurde man als vollwertig betrachtet. Ein Gebrauchtwagen stand mir zur Verfügung, in den ich ohne Herzklopfen auch einmal eine Delle reinfahren durfte.
Es war eine wahre Freude, nun immer mit meinem vierrädrigen Gefährt zur Geburt fahren zu können. Helga hatte schon sehr gute Wehen. Trotzdem gab es keinen wesentlichen Fortschritt. Als endlich der Muttermund geöffnet war, trat durch eine hintere Hinterhauptslage eine deutliche Verzögerung der Austreibungsperiode ein. Trotz vorschriftsmäßiger Seitenlagerung gelang es uns nicht, das Kind spontan zu entbinden. Der Hausarzt beendete dann mittels der Zange die Geburt.
Dem Kind ging es trotz der unsanften Geburtsbeendigung gut, und die Mutter war von ihren Schmerzen erlöst. Außer Kaiserschnitt wurde damals bei uns noch alles in der Hausgeburtshilfe durchgeführt.
Bis jetzt hatte ich schon viele regelwidrige Geburten zu Hause erlebt. Erst ab Ende der siebziger Jahre wurden diese an die Geburtskliniken abgegeben. Aber die normalen Hausgeburten überwogen. Deshalb gibt es auch darüber nicht viel zu erzählen. Es waren vor allem die Sonderfälle, die mir viel zu schaffen machten.

In einer hellen Frühlingsnacht durfte ich wieder einmal auf ein einsam gelegenes Hofgut fahren, jetzt aber mit meinem Auto. Ich wollte einer Frau bei der Geburt ihres fünften Kindes helfen. Ich fuhr am Waldrand entlang und an einem großen Wiesengelände vorüber, auf dem ängstlich blickende Rehe ästen. Als ich bei der Kreißenden ankam, sah ich, daß es bis zur Geburt noch eine Weile dauern würde. Abwarten war das oberste Gebot für eine normale Entbindung, was sich hier wieder bestätigte. Die Natur läßt sich eben nicht zur Eile treiben.

Wieder einmal hatte sich ein junges Mädchen von einem Mann betören lassen und wurde schwanger. Aus Scham vor ihren Eltern und Geschwistern tat sie immer so, als ginge es ihr gut, obgleich doch nicht ein Tag wie der andere war. Doch das Kind wuchs und brauchte Platz. Sie hatte sich geschnürt und vorgetäuscht, sie nehme zu.
Doch eines Tages kam die Zeit, daß nichts, aber auch gar nichts mehr zu verheimlichen war. In einer schwülwarmen Sommernacht, kein Lüftchen wehte, setzten bei ihr die Wehen ein. Stundenlang ertrug es die werdende Mutter alleine. Immer größer wurde ihre Angst vor dem sich immer wieder anschleichenden - Unbekannten. Sie wollte allein entbinden, aber ihre Schmerzen wurden so groß, daß sie laut stöhnte. Als der Tag anbrach, weinte sie so herzzerreißend, daß man sie hörte. Ihre Mutter kam hinzu und rang fassungslos die Hände. Nun erst begann man die Situation zu begreifen. Die arme Kreißende, wer will ermessen, was sie zuvor allein durchgemacht hatte? Jetzt wurde ich gerufen. Ich ging in das Zimmer der werdenden Mutter. Unter unsäglichen Schmerzen krümmte sie sich auf der Erde. Ohne zu fragen, half ich ihr ins Bett. Gleich setzten die Preßwehen ein. Ein gesunder, sieben Pfund schwerer Knabe wurde geboren. Zunächst sprach keiner ein Wort. Nur der kleine Knabe schrie, als wollte er sagen: Seht, jetzt bin ich da und will mitgezählt werden.
Ich nabelte ihn ab und legte ihn seiner Mutter in den Arm. Aller Schmerz war vorüber. Die Mutter hielt lächelnd ihr Kind im Arm, liebkoste es und sagte zu dem kleinen Kerl: "Siehst du, jetzt haben wir es doch geschafft!" Weinend kamen ihre Eltern hinzu. Der kleine Junge wurde später zum Liebling der ganzen Familie.

Leider wurde neues Leben nicht immer zu Familienglück:
Kinderwunsch - Kindersegen, und doch fehlte die Mutterliebe.
Nach vielen kinderlosen Ehejahren bekam eine Frau nach einer Hormonbehandlung ihr erstes Kind. Endlich hatte es

geklappt! Es wurde eine wunderschöne Hausgeburt. Offensichtlich hatte sich jetzt die Gebärmutter auf das "Kinder-Kriegen" eingestellt, denn zwei Jahre danach wurde der nächste Knabe geboren. Eltern und Großeltern freuten sich sehr. Ich dachte schon, die Frau habe das Glück auf ihrer Seite. Nach weiteren zwei Jahren war die Patientin wieder schwanger. Auch ohne Ultraschall wurden frühzeitig Zwillinge festgestellt. Die Frau konnte sie austragen und ohne Schwierigkeiten zu Hause entbinden. Es waren wieder zwei Knaben von je drei Kilogramm Geburtsgewicht. Gott hatte die Familie reich gesegnet. Aber es war eine große Umstellung im Hause. Die Eltern des Kindesvaters waren stolz und standen der Kindesmutter hilfreich zur Seite. Das Familienglück sollte jedoch nur von kurzer Dauer sein, aber noch wußte keiner davon.
Möglicherweise bestand in der Ehe schon lange keine seelische Harmonie mehr. Ich könnte mir sonst nicht denken, warum eine Mutter keine mütterlichen Gefühle mehr hatte und, während ihr Ehemann zur Nachtschicht war, bei Nacht und Nebel ihre vier kleinen Kinder alleine ließ und auf Nimmerwiedersehen fortging. Vielleicht fühlte sie sich überfordert oder zu einem anderen Mann hingezogen. Als ich das erfuhr, überfiel mich ein Gefühl der Traurigkeit. Ich dachte immer, Kinder seien nicht nur unser Fleisch und Blut, sondern auch ein Stück unseres Herzens. Ich war erschüttert. Wieviel mehr werden der Mann und seine Eltern - diese waren beide über 40 Jahre alt, als ihr Sohn als einziges Kind geboren wurde - erschrocken gewesen sein, als sie vier sich selbst überlassene, weinende Kinder vorfanden?
Die Ehe wurde geschieden und die Kinder dem Vater zugesprochen. Dessen Eltern, diese alten Leute, nahmen sich der Kinder an und zogen sie in stiller Selbstverständlichkeit groß. Sie blieben rüstig bis ins hohe Alter, bis sich die vier Buben selbst versorgen konnten.
Inzwischen sind die Kinder groß und fast alle verheiratet. Ihre Frauen entband ich schon einige Male. So vergehen die Jahre!

Ich weiß, daß es leicht ist, über andere Menschen zu urteilen, aber es steht mir nicht zu. Manchmal fiel es mir schwer, die Einstellung solcher Menschen zu verstehen. Bislang hielt ich Mutterliebe für das Schönste und Größte in der Welt.

Intensiv begriff dies auch schon die noch sehr junge Erika. Im Alter von nur fünfzehn Jahren wurde sie bereits Mutter. Als die Wehen einsetzten, hat sie unsagbar viele Tränen vergossen. Mit dem Schmerz kam die Angst, und mit der Angst die Verkrampfung. Ich berührte die junge Gebärende, ich streichelte sie, ich lobte sie für all das, was sie bei dieser Geburt schon geleistet hatte.
Sie spürte meine führende Hand. Ihre Mutter stand ihr in ihrer schwierigen Situation bei. Ihre Familie verstand es, der Tochter Lebensinhalt und Lebensgemeinschaft zu geben. Mit vielen lieben Worten gelang es uns gemeinsam, diese junge Mutter von ihrem Kind zu entbinden. Als sie ihr Baby im Arm hielt, sprach sie beeindruckt: "Guck mich nur mal an, ich bin deine Mama!" Mutterglück strahlte aus ihren kindlichen Augen. Trotz ihrer Jugend verspürte sie schon Mutterliebe, eine herzgemäße Tatsache als Erwiderung der unmittelbar von dem Kind ausgehenden Liebe.
Dieses war immer der schönste Lohn für meine Arbeit, das mir in der Regel stets wieder entgegenstrahlende Mutter-, aber auch Vaterglück.
In einer sehr kalten Vollmondnacht wurde ich in eine Baracke gerufen, die einsam im Feld stand. Der Weg dorthin führte über Straßen in schlechtem Zustand. Weit und breit war kein Haus zu sehen. Als ich gegen Mitternacht dort eintraf, fand ich die werdende Mutter und den Vater am kleinen Kohleofen sitzend vor. Sie waren froh, als ich kam, und sie glaubten, jetzt würde auch das Kind bald kommen. Nach meiner Untersuchung mußte ich ihnen sagen, daß es wohl noch einige Stunden dauern würde, bis das Baby auf die Welt kommen könne.
Sie konnten es kaum glauben, weil es doch schon sehr weh tat. Bei Tagesanbruch konnte ich dann der glücklichen Mutter ein gesundes Baby in die Arme legen. Ich sah ergriffen, daß der Vater dem Baby behutsam einen bärtigen Kuß auf die Wange gab. Ich war genauso glücklich wie sie.

Mein Mann war wieder einmal die ganze Nacht allein zu Hause gewesen. Als ich kam, war er bereits zur Arbeit gegangen, und unsere beiden Mädchen waren bei meinen Eltern. Wieviele Opfer mußte die Familie für meinen Beruf bringen. Mir war klar, was ich selbst an Privatleben für meinen Beruf aufgegeben habe. Trotz allem denke ich immer wieder: Der Hebammenberuf ist doch der schönste Beruf, den ich mir vorstellen kann.

Die Verflechtung von Beruf und Privatleben, Tod des Vaters, die Vertrauensfunktion der Hebamme

Die langen Anfahrtswege bildeten einen unausweichlichen, aber meist auch sehr schönen Aspekt meiner Tätigkeit. Denn die bisweilen gar stundenlangen Fahrten öffneten mir immer wieder aufs neue die Augen für die Schönheit von Gottes Natur. Allerdings konnten diese Fahrten manchmal auch zur regelrechten Strapaze ausarten. In den ersten Märztagen führte mein Weg auf einen Bauernhof. Es lag noch Schnee, und ich mußte mit dem Wagen zur Geburt fahren. Als mir ein Auto entgegen kam, blieb ich im Schnee stecken. Das andere Auto hielt an, und der Fahrer stieg aus, um mir zu helfen. Gemeinsam räumten wir den Schnee so weit weg, daß ich weiterfahren konnte. Das war Schwerstarbeit vor dieser stundenlangen Geburt.

Die Kindesmutter, die noch keine siebzehn Jahre alt war, konnte normal, ohne ärztliche Hilfe entbinden. Bei meiner nächtlichen Heimfahrt war ich wohl weit und breit der einzige Mensch, der durch die verschneite Landschaft unterwegs war. Völlig erschöpft, aber zufrieden kam ich zu Hause an.

Aber nicht immer konnte ich nach getaner Arbeit so zufrieden und so voller Zuversicht nach Hause fahren. Denn leider gab es auch immer wieder Mißbildungen bei Neugeborenen.

Da kam zunächst in einem Geschäftshaus ein kleines Mädchen zur Welt. Es hatte eine Hasenscharte und einen Wolfsrachen schweren Grades. Diese Spaltbildungen im Gesicht reichten von der Oberlippe bis zur Nase. Der Kiefer klaffte weit auseinander. Leider konnte das damals noch nicht vorgeburtlich erkannt werden. Wegen erheblicher Ernährungsschwierigkeiten mußte ich das Kind zunächst in die Kinderklinik einweisen. Die Eltern waren sehr erschrocken, als sie das mißgebildete Kind sahen. Die Großeltern waren sogar entsetzt. Sie glaubten, daran könne man nie etwas ändern. Sie verschwiegen leider, daß diese erblich bedingte Mißbildung schon früher einmal in ihrer Familie aufgetreten war. Sie haben sich fast zu Tode geschämt, bis ich sie über die chirurgischen kieferorthopädischen Behandlungs-

möglichkeiten aufklärte. Nach mehreren Operationen ist aus dem mißgebildeten Kind ein gut aussehendes Mädchen geworden.
Tiefen Kummer erfuhr wenig später ein junges Ehepaar. Die Frau gebar ein fast erblindetes Kind. Als ich ihm die Augentropfen verabreichte, sah es aus, als läge ein Schleier über den Augen. Sehr bald konsultierten wir den Augenarzt. Der Arzt meinte, bei dem Kind seien schon Geschwüre im Auge aufgetreten, als die Kindesmutter erst im dritten bis vierten Schwangerschaftsmonat gewesen war. Die Ursache war unbekannt.
Jetzt hatten die Eltern zunächst keinen Mut mehr, sich für ein zweites Kind zu entscheiden. Mehrmals sprachen sie auch mit mir darüber. Ich konnte ihnen nicht zu- und nicht abraten. Es blieb ihre eigene Entscheidung. Wenige Jahre später kam dann doch ein gesundes, sehendes Mädchen hinzu. Auch ich durfte am Glück dieser Eltern teilhaben.
Wir hatten es schon unzählige Male durchgerechnet und lange hin und her überlegt. Aber jetzt stand es fest. Endlich konnten wir uns ein neues Auto leisten. Mein altes Vehikel hatte inzwischen auch genug Kilometer mit mir abgetukkert. Manchmal hat es mich auch im Stich gelassen. Um so froher war ich, als eines Abends der Autoverkäufer den langersehnten neuen Wagen brachte. Ich kann den Tag nicht vergessen, denn wenig später wurde ich in eine am Waldrand gelegene Siedlung gerufen. Ein unebener Weg führte dorthin. Wolkenbruchartiger Regen ging hernieder. Der Himmel hatte alle Schleusen geöffnet. Ich war froh, ein Dach über dem Kopf zu haben. Am Waldrand wich ich einem Hindernis auf dem Weg weiträumig aus.
Wenige Stunden später störte mich auf meinem Nachhauseweg das Hindernis so sehr, daß ich glaubte, es aus dem Weg räumen zu müssen, indem ich es mit dem Auto zur Seite zu schieben versuchte. Aber ich hatte mich verschätzt. Es war ein ganz mit Schlingpflanzen umwachsener Baumstamm, der sich meinem neuen Auto entgegenstellte. Es gab einen Schlag, womit ich die ersten Beulen in mein neues Auto gefahren hatte. Zu Hause mußte mich mein Mann trösten.

Die rege Aktivität in meiner Arbeit in den folgenden Tagen nahm diesem bedauerlichen Blechschaden jedoch bald seine Bedeutung. Es gab Wichtigeres. Eine 41-jährige Spätheimkehrerin wurde aus jahrelanger russischer Gefangenschaft entlassen. Sie war ledig und kam schwanger zurück. Ihre Familie war sehr besorgt, weil sie in ihrem hohen Alter zum ersten Mal schwanger war. Auch ich machte mir Sorgen über ihre Entbindung. Ich sprach schon vorher mit dem Hausarzt. Er wollte zur gegebenen Zeit bei der Entbindung dabei sein.
Gleich zu Beginn der Geburt wurde die Kreißende von ihren Wehen regelrecht überfallen. Ich erkannte sofort den Zustand einer Sturzgeburt und ließ den Arzt rufen. Noch ehe er eintraf, war der kleine Knabe geboren. Bei der Kindesmutter war nicht einmal ein Dammriß entstanden. "Es kann ja nicht wahr sein", meinte der Arzt. Alle Familienangehörigen waren überglücklich und halfen der Mutter bei der Erziehung ihres Kindes.

Mit vielen schönen und unschönen Begebenheiten ging auch dieses Jahr zu Ende. Die "Goldenen Fünfziger Jahre" nannte man dieses Jahrzehnt. Vielleicht golden, weil es langsam wirtschaftlich bergauf ging.
Unruhevoll begann für mich das neue Jahr. Gleich am ersten Januar gab es zwei Hausgeburten. Nach einer geruhsamen Nacht wurde ich dann wieder zu einer Beckenendlage gerufen, die ich mit dem Frauenarzt zu Hause durchführen konnte.

Noch ehe in diesem Winter der Schnee kam, verstarb ganz unverhofft mein Vater im Alter von 64 Jahren. Ich verlor viel.
Mit Wehmut denke ich immer wieder: Das Leben ist ein ewiges Kommen und Gehen. Wer wird das wohl je verstehen?

Nach Vaters Tod gestaltete sich unser Leben etwas anders. Meine Mutter lebte jetzt mit in unserem Haushalt. Sie kochte und versorgte während meiner Abwesenheit unsere Kinder. Aber es war eine große Umstellung auf beiden Seiten. Viel berufliche Arbeit half mir über den ersten Schmerz hinweg.

In dieser guten alten Zeit schätzte man noch immer, und immer mehr, das häusliche Milieu und das schöne Ereignis "in die Familie hineingeboren zu werden". Mein Mann mußte leider abends oft vergeblich auf eine traute Feierabendstunde mit mir warten. Wir hatten durch meinen Beruf einfach zu wenig Zeit für gemeinsame Besinnlichkeit. Gott sei es gedankt, daß Er mir einen solch gütigen Mann geschenkt hat, der für meine Belange immer ein Einsehen hatte.
Trotzdem denke ich manchmal, eine freiberufliche Hebamme mit einem so großen Arbeitsgebiet sollte vielleicht besser nicht verheiratet sein. Es ist so schwer, auf beiden Schultern zu tragen.

Außer zu den Hausgeburten wurde ich auch oft zur Hilfeleistung bei Schwangerschaftswehen hinzugezogen. Zu wem sollte man auch größeres Vertrauen haben als zur Hebamme? Ich nahm mir Zeit für die Anliegen der Frauen. Ich konnte ihnen erklären, wodurch die Kontraktionen der Gebärmutter hervorgerufen werden, die auch in der Schwangerschaft bis zu einem gewissen Grade normal sind, und daß bei der Entbindung der Wehenschmerz eine sinnvolle Steuerung für einen optimalen Geburtsablauf darstellt. Immer versuchte ich, die Frauen auf ihre naturgegebenen Fähigkeiten hinzuweisen, um ihnen so das Vertrauen in sich selbst zu vermitteln.
Zu mir kamen aber auch einige Frauen mit dem Wunsch, ihr Kind in der Klinik zu gebären. Ich akzeptierte ihren Wunsch immer. Deshalb wurde ich auch von ihnen oft bei Geburtsbeginn gerufen. Manchmal brachte ich die Frauen zur Geburtsbeendigung auch selbst in die Klinik. Nach ihrer Entlassung erfuhr ich von ihnen dann die dort jeweils üblichen Entbindungsmethoden. Zunächst wurden die Entbindungen nach Dick Read geleitet. Später, als diese Art der Geburten nicht mehr so gefragt war, wurden Gebärstühle angeschafft. Sie erfüllten auch nicht jene Hoffnungen, die man in sie gesetzt hatte. So ging man zur "Lytischen-Cock-

tail-Geburt" (Dämmerschlaf) über, die über viele Jahre hinweg praktiziert wurde. Danach reiste Professor Odent durch die deutschen Lande und verkündete seine manchmal sehr extremen Geburtsmethoden als Hängegeburt oder Unterwassergeburt, die auch nicht von jedem Geburtshelfer anerkannt wurden. Ich aber als freipraktizierende Hebamme konnte mich nur auf den ganz normalen Geburtsablauf einstellen. Trotzdem haben weiterhin sehr viele Frauen mit mir zu Hause entbunden.

Das Doppel der Fälle und andere Überraschungen

Neue Überraschungen kamen auf mich zu. Zunächst bekam Lina frühgeborene Zwillingsknaben von 1.300 und 1.800 Gramm. Zur weiteren Versorgung leitete der Arzt die Knäblein an das Kinderkrankenhaus weiter. Später konnten beide gut entwickelt nach Hause entlassen werden.
Ich glaube, es ist alles vorbestimmt im Leben. Sicher mußte wieder das Doppel der Fälle folgen. Sehr bald danach kamen tatsächlich nochmals Zwillinge auf die Welt: In der dritten Schwangerschaft der Frau konnte auch ärztlicherseits nicht festgestellt werden, daß sie Zwillinge bekommen würde. Elisabeth, die werdende Mutter, war sehr füllig. Bei der äußeren Untersuchung konnte ich im Fundus (Gebärmuttergrund) nur das Köpfchen tasten, sodaß ich an eine Steißgeburt dachte. Durch die vaginale Untersuchung stellte ich aber fest, daß der vorangehende Teil der Kopf war. Jetzt war mir klar, daß hier Zwillinge kommen mußten. Die Wehen waren gut. Ich versuchte nun behutsam, die Eltern darauf vorzubereiten. Mit so etwas hatten sie nicht gerechnet. Die Mutter fand sich sofort damit ab, aber der Vater nicht. Ihn bat ich, den Arzt zu verständigen. Telefon war nicht im Haus. Er lehnte ab mit der witzigen Begründung: "Wenn ich hier weg bin, jubeln Sie mir auch noch ein zweites Kind unter!" Er konnte und wollte es nicht fassen und blieb. Bald kam das erste Zwillingchen, ein Mädchen von 3 kg, in Schädellage auf die Welt. Nun bat ich den Vater nochmals dringend, für ärztliche Hilfe zu sorgen, weil das zweite in Steißlage geboren werden müßte. Endlich ging er, aber es war zu spät. Die zweite Blase sprang, und fünf Minuten danach war der Knabe in Beckenendlage mit 3.250 Gramm geboren. Ich konnte das Kind nach Bracht entwickeln. Auch dieser zweite Zwilling schrie sofort.
Rosig lag das Zwillingspärchen nebeneinander, als Vater und Arzt eintrafen. Die Plazenta löste sich gut. Die bei Zwillingen immer gefürchtete Atonie trat nicht ein. Nach der geglückten Zwillingsgeburt freute sich nun auch der Vater.

Große Freude entstand in einer Großfamilie. Maria, die Kindesmutter, hatte schon sechs Buben mit meiner

Hilfe geboren. Jetzt kam das erste Töchterchen, und zwei weitere Mädchen folgten in den nächsten Jahren. Zu jedermanns Erstaunen waren alle Kinder immer sauber und ordentlich gekleidet. Unermüdlich strickten und nähten die sorgenden Mutterhände. Für sich selbst blieb der Mutter bestimmt nicht viel Zeit, bis alles gewaschen, gebügelt und geflickt, der Haushalt geordnet und für so viele Mäuler gekocht war. Dazu mußte sie auch noch auf die Schularbeiten achten, Streit schlichten und vieles mehr. Trotzdem blieb sie immer ausgeglichen. Inzwischen sind ihre Kinder groß und berufstätig. Einige haben schon ihre eigenen Familien. Es kann also absolut nicht behauptet werden, daß eine Familie, nur weil sie (manchmal gezielt) viele Kinder hat, zu den Randgruppen unserer Gesellschaft zählt.

Nun gab es in der Hausgeburtshilfe zwei Streckhaltungen hintereinander. In Streckhaltung werden Kinder aus mütterlicher oder kindlicher Ursache geboren, was häufig eine Verzögerung des Geburtsverlaufes mit sich bringen kann. Gerade hier muß die Geburtsleitung mit viel Geduld erfolgen. Weil die Kinder statt mit dem Hinterkopf entweder mit dem Vorderhaupt oder gar mit dem Gesicht zuerst geboren werden, entstehen fast immer unschöne Schwellungen. Diese können dazu führen, daß das Kind in den ersten Tagen nicht an die Mutterbrust angelegt werden kann. Leider war das bei zwei aufeinander folgenden Entbindungen auch so. Die Geschwister bezeichneten die Babys sogar als häßlich. Die Schwellungen gingen aber sehr schnell zurück. Alle Familienmitglieder freuten sich als die Kinder dann doch natürlich ernährt werden konnten.

Einen freudigen Tag durfte ich im Frühling mit einer streng katholischen Familie erleben. Vier Hausgeburten, jeweils Mädchen, waren vorausgegangen, alle mit mir. Schon längst hätte ein Junge dabei sein sollen. Jetzt war es wieder einmal soweit. Eine Nonne aus dem nahegelegenen katholischen Mutterhaus übernahm in der Familie die Aufsicht der vier Mädchen, während ich im elterlichen Schlafzimmer - stundenlang - der Dinge harrte, die da kommen sollten. Als ich zwischendurch einmal ins Wohnzimmer kam, hörte ich ergriffen das Gebet der Nonne mit den Kindern, daß es diesmal doch ein "Jüngelchen" werden möge.

Am Abend wurde dann ein Knabe von 4 kg geboren. Nun war der Glaube dieser Kinder wieder aufs neue gestärkt. Ich war froh und dankbar, daß die 31-jährige Maria auch diese Geburt wieder gesund und ohne Komplikationen überstanden hatte. Weitere Kinder sind nicht mehr hinzugekommen.
Einen unangenehmen Abschluß fand danach die Geburt einer Drittpara. Der Hausarzt mußte nach vergeblichen Bemühungen die Plazenta manuell im Hause lösen. Der anwesende Kindesvater, ein langer "Lulatsch" von fast zwei Metern, fiel dabei einfach um. Aber der Arzt war da, und so kam der Vater wieder schneller auf die Füße als die Mutter.

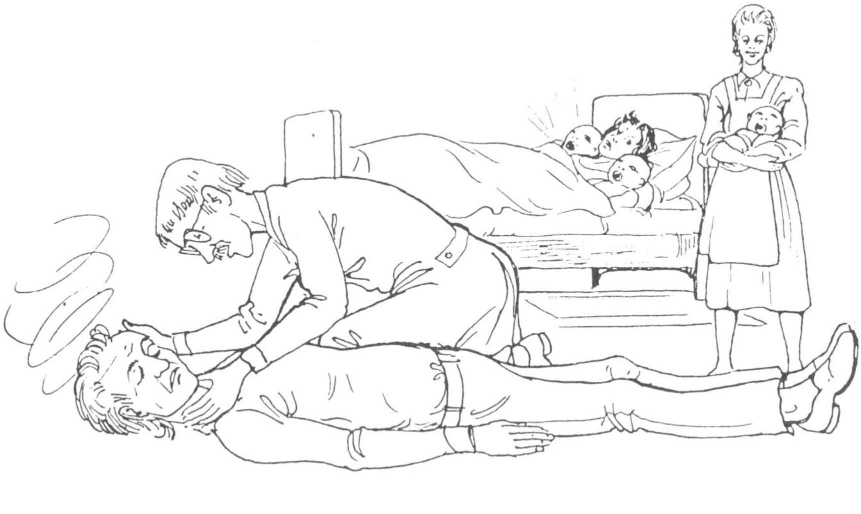

In einer heißen Sommernacht wurde ich über Land zu einer sehr freundlichen, aber rückständigen Familie gerufen. Die junge Frau erwartete ihr erstes Kind. Alles war in bester Ordnung, und es war auch schon bald soweit. Ich traf alle meine Vorbereitungen.
Als ich mit Wasser an die untere Region der Kreißenden ging, war sie entsetzt, weil sie bereits "zeichnete", das heißt, es ging bei ihr blutiger Schleim ab, was von dem Geburtshelfer als gutes Vorzeichen für die Eröffnungsperiode ge-

wertet wird. Da erfuhr ich, daß ihre Mutter sie gelehrt hat, daß man während der Regel kein Wasser an diesen Körperteil bringen dürfte. Ich versuchte, der entsetzten Frau und deren anwesenden Mutter klarzumachen, daß Sauberkeit, insbesondere während der Geburt, eine notwendige Sache ist. Leider hatte die Frau vor ihrer Entbindung auch nicht den Weg zu mir gefunden, um die Hausgeburt zu besprechen. Bei ihrer zweiten Entbindung wußte sie dann aber Bescheid.

An einem sonnigen Herbsttag bekam Edith ihr erstes Kind. Ich kam gerade noch rechtzeitig, um es aus einer reinen Beckenendlage nach Bracht zu entwickeln. Den Arzt konnten wir nicht mehr verständigen. Damals sagte ich schon: Wo wird sich wohl die nächste Beckenendlage versteckt halten? Lange brauchte ich nicht zu warten. Schon nach zwei Tagen kam bei Jutta, einer Zweitgebärenden, das Kind in einer Steiß-Fuß-Lage auf die Welt. Hier ging es jedoch nicht so schnell. Der Arzt mußte das Kind nach Veit-Smellie entwickeln. Trotzdem kam alles zu einem guten Abschluß.

Irene war zweiundzwanzig Jahre alt. Sie erwartete ihr erstes Kind und mußte alles Leid alleine tragen, weil sich der Erzeuger ihres Kindes erbärmlich feige zurückgezogen hatte. Sie war eine leidgeprüfte, willensstarke Mutter, die gelernt hatte, sich zu beherrschen. Es war ihr ein heiliges Naturgesetz, dieses Kind auszutragen, obgleich es schon viel Mut erforderte, ein uneheliches Kind auf die Welt zu bringen, und das in einer Zeit, in der nicht wenige Frauen abtrieben.

Sie sagte mir, die Schwangerschaft sei eine Tatsache, und sie habe sich dieser Tatsache zu stellen. Allen Respekt vor dieser ledigen Mutter. Es gab auch früher immer wieder Mütter, die ihr Kind unverheiratet auf die Welt bringen mußten. Die Entstehung eines Kindes setzt nun einmal nicht immer eine Eheschließung voraus. Letztendlich ist es doch keine Sünde, ein Kind zu bekommen. Ich half der jungen Frau gern dabei, ihr Kind gesund zur Welt zu bringen und es keinen Schaden nehmen zu lassen.

Ohne jegliche Schmerzäußerung überstand sie ruhig und ausgeglichen ihre Geburt. Als das kleine Geschöpf seinen ersten Schrei ertönen ließ, sagte sie: "Es ist der schönste Tag in meinem Leben."
Noch ehe der Tag anbrach, fuhr ich zur nächsten Hausgeburt. Bei Irmgard war ich schon mehrere Male gewesen. Sie rief mich manchmal schon wegen geringster Schwangerschaftsbeschwerden, weshalb ich nicht genau wußte, ob es nun so weit sei. Kaum aber hatte ich das Haus betreten, hörte ich sie schon schreien. Ich hatte meine heilige Mühe, sie zu beruhigen. Sie übertönte alle meine guten Ratschläge. Deshalb rief ich den Arzt. Dieser bot ihr zur Schmerzlinderung das Pfeifchen an. Sehr bald warf sie es zur Seite. Mit krampflösenden Mitteln und Atemtechnik versuchten wir, leider vergeblich, sie zu beruhigen. Sie schrie immer weiter und weiter, bis zum Ende der Geburt.
Nachdem der Knabe geboren war, wußte sie von allem Vorausgegangenen nichts mehr. Beim Anblick ihres Kindes lag nun ein weicher Zug um ihren Mund. Noch als ich am Abend ermüdet nach Hause kam, kreisten meine Gedanken unentwegt um die verschiedenen Verhaltensweisen zweier Frauen bei ihren Geburtsvorgängen.

Mit 104 Hausgeburten war auch dieses Jahr ein starker Jahrgang. Zwar beschränkten sich die Wochenbesuche jetzt auf die ersten fünf Wochenbett-Tage mit je zwei Besuchen täglich, und die weiteren fünf Wochenbett-Tage mit je einem Besuch, ich war aber dennoch gut ausgelastet.
Vielleicht war es gut, daß mein Mann gerade in diesem Jahr unser altes, baufällig gewordenes Fachwerkhaus abgerissen hatte und ein neues Wohnhaus in Selbsthilfe erbaute. Dadurch war er sehr beschäftigt und merkte vielleicht nicht so sehr, wie wenig Zeit ich für ihn hatte.

An einem Sonntag im Jahre 1961 wurde ich zu Rosemarie gerufen. Sie erwartete ihr drittes Kind und wollte zu Hause entbinden. Bei ihrer zweiten Geburt mußte sie wegen vorliegender Nachgeburt durch Kaiserschnitt entbunden werden. Ich hatte ihr deshalb von der Hausgeburt abgeraten. Der Arzt aber meinte, wenn es eine natürliche Geburt würde, ohne Hilfsmittel, ginge alles gut, und er sei ja auch dabei. So kam es dann auch. Es frage aber niemand, mit wieviel Herzklopfen ich die von mir geforderte Arbeit verrichtete. Es wurde damals noch vieles, manchmal zu vieles riskiert.

Zwischenzeitig hatte sich Trude bei mir zur Hausgeburt angemeldet. Sie erwartete ihr drittes Kind. Ich kannte sie vorher nicht. Nach Aufnahme der Anamnese riet ich auch ihr von der Hausgeburt ab, denn ihre ersten beiden Kinder hatte sie ausgetragen und in der Klinik tot geboren. Ich hatte keine gutes Gefühl und sprach mit dem Arzt. Auch er kannte die Patientin nicht, weil sie neu zugezogen war. Weil wir aber gemeinsam wenige Jahre zuvor Ähnliches erlebt hatten, lehnte auch er diesmal ab. Ich versprach der Schwangeren, sie zur Geburtsbeendigung in die Klinik zu bringen. Aber es kam nicht dazu.
Als ich bei ihr eintraf, war das Köpfchen bereits sichtbar und das Kind dann gleich geboren. Es lebte, es schrie! Ich zitterte vor Erregung und mit mir die ganze Familie. Drei Jahre danach gesellte sich zu dem kleinen Bub noch ein Mädchen. Es war bereits geboren, als ich kam. Die Glücksfälle überwogen, und ich war so gerne Hebamme!

Natürlich passierte hin und wieder auch immer mal wieder Ärgerliches. So wurde ich in einer kühlen Mainacht wieder einmal überraschend auf ein in weiter Flur gelegenes Hofgut gerufen. Das Kind war bereits geboren. Aber es waren weder warmes Wasser noch Kinderwäsche vorhanden. "Mein Gott", sagte ich zu meiner Patientin, "das Kind kommt doch nicht mitsamt den Windeln auf die Welt!" Die Kindesmutter fragte erstaunt: "Haben Sie denn keine dabei?" Es ist nicht zu glauben! Man sollte als Hebamme manchmal noch die Kinderwäsche mitbringen! Ich wickelte das Kind zunächst in Watte aus der von mir mitgebrachten Wochenbettpackung. Der Kindesvater weckte eine Nachbarin, mit deren Kinderwäsche ich das Kind zunächst notdürftig kleiden konnte.
Auch mußte ich natürlich stets auf unerwartete Schrecken gefaßt sein. So wurde ich nach einem drückend heißen Tag in einer schwülwarmen Sommernacht zu Gerhild, einer

jungen Erstgebärenden, gerufen. Zur Geburtsbeendigung erbaten wir ärztlichen Beistand. Wir waren auch alle sehr froh darüber, denn leider kam das Kind mit einer offenen Rückenmarkspalte, *Spina bifida* genannt, zur Welt. Ein apfelgroßer, mit Flüssigkeit gefüllter Sack stülpte sich aus der Wirbelsäule. Das Kind wurde sofort mit Blaulicht in eine Universitätsklinik verlegt. Von dort kam es nach mehreren Operationen erst viereinhalb Monate später nach Hause. Mit Beklemmungen sah ich der Entwicklung des Kindes entgegen. Als ich dort jedoch nach eineinhalb Jahren die zweite Hausgeburt machte, lief der Junge schon. Ein Wunder war geschehen! Heute kann man sagen, daß aus ihm ein gesunder, intelligenter Mensch geworden ist.

Ungerecht geht es manchmal in dieser Welt zu. Der Hausarzt rief mich an und beorderte mich zu einer neunzehnjährigen, ledigen Frau. Er sagte, sie sei bei ihm in der Sprechstunde gewesen. Sie habe bereits eine Fehlgeburt ausgestoßen, nur die Nachgeburt sei noch nicht da. Aus Rücksicht auf die Patientin ging ich zu Fuß zu ihr, weil jeder im Ort mein Auto kannte.
Ihre Eltern waren ganz überrascht als ich kam. Ihre Mutter meinte, da hätte ich aber Glück, denn ihre Tochter sei soeben nach Hause gekommen. Sie begleitete mich in ihr Zimmer. Wahrscheinlich wußte sie nichts von dem Zustand ihrer Tochter. Die junge Frau wies ihre Mutter sofort aus dem Zimmer und sagte, sie wolle allein mit der Hebamme sprechen. Gesagt, getan. Nun war ich allein mit ihr. Grenzenloses Erschrecken überkam mich, als ich die Nabelschnur aus der Scheide ragen sah. Auf meine Frage, wo das dazugehörige Kind sei, sagte sie, es wäre in die Toilette (es war ein Plumpsklo) gefallen. Weil die Nachgeburt nicht mit wegging, sei sie zum Arzt gegangen.
Zunächst versuchte ich, durch den Credeschen Handgriff, leider vergeblich, die Nachgeburt zu gewinnen. Dieser Handgriff wird ausgeführt, indem man zunächst versucht, mit der Hand vorsichtig die Gebärmutter zu massieren, um dadurch eine Wehe auszulösen. Danach wird ein gleichmäßiger Druck ausgelöst, um die Nachgeburt zu gewinnen. Weil dieses erfolglos blieb, spritzte ich ein Medikament.

Daraufhin wurde endlich die Plazenta vollständig ausgestoßen. Weil ich die Patientin zu ihrem Gynäkologen zur Nachuntersuchung bringen mußte, holte ich nun doch meinen Wagen. Zuvor verpackte ich die Plazenta, um sie noch einmal mit dem Frauenarzt zusammen nachzusehen. Als ich jedoch mit dem Auto kam, hatte die Entbundene diese in dem gut brennenden Kohleofen verbrannt. Der Gynäkologe nahm eine Ausschabung vor. Für die Patientin war damit der Fall gelaufen.

Nun gab es wieder einmal Zwillinge, von denen keiner vorher etwas ahnte. Lena erwartete ihr drittes Kind. Sie gab an, es sei vier Wochen vor dem Termin.
Ihre ersten beiden Kinder waren auch mit meiner Hilfe geboren worden. Die letzte Geburt lag erst elf Monate zurück. Ich konnte es kaum glauben, daß es eine Frühgeburt werden sollte, denn die Schwangere war so dick, daß ich ein ausgereiftes Kind erwartete. Alles war geburtsreif. Kurz nach meinem Eintreffen wurde das erste Zwillingskind mit 1.940 Gramm in Schädellage geboren. Gleich danach fiel die Hand des zweiten Kindes heraus. Ich war sehr erschrocken. Der Arzt war schon verständigt worden und war sehr schnell zur Stelle. In seinem Beisein wurde der zweite Zwilling auch in Schädellage, jedoch mit Hand- bzw. Armvorfall, geboren. Das Neugeborene machte wenig Schwierigkeiten und kam schnell zum Schreien. Auch das zweite Zwillingchen hatte das stattliche Geburtsgewicht von 1.980 Gramm. Beide Knaben wurden dem Kinderkrankenhaus zwecks erweiterter Frühgeburtspflege zugeführt, von wo sie bald gesund nach Hause entlassen werden konnten.

Abtreibung, Unfruchtbarkeit, Finsternis

Manche Menschen hatten auch den Mut, mich wegen einer Abtreibung anzusprechen. Es war für mich manchmal gar nicht leicht, die Schwangere und deren Ehemann oder den Freund davon zu überzeugen, daß der Herrgott es so gewollt habe, und wir kein Recht haben, ungeborenes Leben zu zerstören, daß bereits im Mutterschoß das Leben empfangen werde, und das Kind schon eine Seele und einen Schutzengel habe. So mancher ging in flammendem Zorn von dannen und versuchte, durch einen mechanischen Eingriff auf verbrecherische Weise das Kind im Mutterleib zu töten. Andere konnte ich von ihrem Vorhaben abbringen. Ich jedenfalls wollte reine Hände behalten und mir ein reines Herz bewahren, nicht zum Werkzeug des Tötens werden und mir meinen Respekt vor den lebenden Geschöpfen Gottes erhalten.

Eine Welt brach zusammen, als ein junger Student von seiner achtzehnjährigen Freundin, mit der er seit zwei Jahren befreundet war, erfuhr, daß sich ein Kind angemeldet hatte. Auch seine Freundin wagte es nicht, mit ihren Eltern darüber zu sprechen. Sie sagte, daß sie nicht zu einer Abtreibung bereit sei. Ihr Freund jedoch drängte sehr darauf. Er fand auch jemanden, der diese illegale Abtreibung durchführen wollte. Das Mädchen gab an, aus Angst, ihren Freund zu verlieren, letztendlich doch zugestimmt zu haben. Das Verhältnis zwischen den beiden war kurzzeitig gespannt. Die Eltern des Mädchens versuchten vergeblich, der Veränderung ihrer Tochter auf die Spur zu kommen. Aber dann kam und ging ihr Freund wieder wie früher, und es schien alles in Ordnung.
Eines Tages fuhren die beiden jungen Menschen gemeinsam mit dem Wagen des jungen Mannes fort. Sie befanden sich auf dem Weg zum illegalen Schwangerschaftsabbruch. Niemand außer ihnen wußte wohin. Unweit, an einer großen Kreuzung, an der der junge Mann Vorfahrt hatte, fuhr ihm ein von rechts kommender PKW direkt auf sein Auto. Schwerverletzt mußte seine Freundin ins Krankenhaus gebracht werden, während er selbst nach ambulanter

Behandlung nach Hause entlassen werden konnte. Seine schwerverletzte Begleiterin hatte eine Gehirnerschütterung, über zwanzig Schnittwunden am Hals und im Gesicht und noch einiges mehr. Im Krankenhaus wurde dann auch die Schwangerschaft festgestellt.
Beim ersten Besuch ihrer Eltern meinten die Ärzte, es könne auch unter Umständen zu einer Fehlgeburt kommen. Jetzt erst wußten ihre Eltern, was hier los war und bangten nicht mehr nur um ihre Tochter. Zunächst setzten sie sich mit den Eltern des jungen Mannes in Verbindung, die die Dinge erst einmal auf sich beruhen ließen. Viele Wochen mußte die Schwerverletzte im Krankenhaus bleiben. Zu einer Fehl- bzw. Frühgeburt kam es nicht. Anfänglich besuchte der junge Mann seine Freundin im Krankenhaus, dann aber wurden seine Besuche seltener. Er war sich bestimmt darüber im klaren, daß das unerwünschte Kind eines Tages doch zur Welt kommen würde, und er dazu stehen müsse.
Seine Freundin erholte sich, aber sie war durch die Verletzungen sehr entstellt. Nach seinem letzten Besuch im Krankenhaus zog der junge Mann sich feige zurück mit der Begründung, ein solch häßliches Mädchen könne er ohnehin nicht heiraten.
Dies war ein neuer Schock für die Schwangere, aber ihre Eltern standen zu ihr. Sie waren dankbar, daß sie ihre Tochter noch hatten und vielleicht noch ein kleines gesundes Enkelkind dazu bekämen.

So vergingen noch einige Wochen, bis bei der jungen Schwangeren die Wehen einsetzten. Nun sollte die werdende Mutter zur Entbindung in die Klinik gebracht werden. Sie weinte sehr, weil sie zu Hause bei ihren Eltern entbinden wollte, wo sie selbst dereinst auch geboren wurde. Aus diesem Grund bat mich dann ihr Vater um die Durchführung einer Hausgeburt. Ich kannte die Familie vorher nicht. Ich traf ein mit Haß und Wut erfülltes junges Mädchen mit zerrenden Schmerzen an. Gemeinsam mit den besorgten Eltern versuchte ich mit viel Liebe und Zuwendung subjektiv einfühlend auf die Kreißende einzugehen. Bald kam ein kleines Mädchen gesund zur Welt.

Einige Zeit danach wurden bei der Kindesmutter mehrere Schönheitsoperationen durchgeführt, die von der Versicherung des juristisch an dem Unfall Schuldigen bezahlt wurden. So wurde aus ihr wieder eine gut aussehende junge Frau.

Jetzt kamen nacheinander einige unangenehme Geburtsfälle auf mich zu. Zunächst hatte eine 39-jährige Frau ihr erstes Kind, eine Fehlgeburt im fünften Schwangerschaftsmonat, bereits tot geboren, ehe ich gerufen wurde. Ich benachrichtigte den Hausarzt, dem ich bei der anschließenden Ausschabung Hilfe leistete.

Eine andere Frau hatte alleine ein ausgetragenes außereheliches Kind geboren. Erst dann hatte es ihre Familie bemerkt und sie mit Vorwürfen überhäuft. Dann wurde ich gerufen. Da sich die Nachgeburt nicht löste, mußte ich wieder den Arzt um eine manuelle Plazentalösung bitten. Es wird eine schwere Zeit gewesen sein, die diese junge Mutter in den vorangegangenen Monaten hatte durchleben müssen. Der Arzt besprach die Sachlage mit dem Ehemann und seiner Familie, die in einem Haus zusammenlebten. Die Familie blieb zusammen. Später kamen noch zwei Kinder hinzu.

In einer Vollmondnacht kam ein Mann zu mir und bat um Hilfe für seine Frau. Diese hatte sich bereits vier Wochen zuvor bei mir zur Hausgeburt ihres ersten Kindes angemeldet. Das Paar war von Süddeutschland hierher gezogen. Der Mann, ein Beamter im gehobenen Dienst, hatte um Versetzung in den hessischen Raum ersucht. Am Stadtrand bewohnten sie eine sehr schöne Wohnung.

Jetzt, als die Wehen bei der 35-jährigen Frau anfingen, war es für sie doch etwas Ungewisses, was sie noch nicht selbst erlebt und auch nie gesehen hatte. Ich konnte ihr aber bestätigen, daß dieses immer Wiederkehrende eine normale Wehentätigkeit für eine Geburt darstellte. Ich war mit ihr im Schlafzimmer allein. Der Mann hatte sich im Wohnzimmer seinem Kaffee und den Zigaretten zugeneigt. Er las illustrierte Zeitschriften.

Zwei Stunden waren bereits vergangen, als mein Mann gefahren kam, denn es gab noch kein Telefon in der Wohnung. Er fragte, wie weit ich mit der Geburt sei, weil eine andere Kreißende auch meine Hilfe benötigte. Ich aber mußte dort bleiben, denn ich war noch lange nicht fertig. Mein Mann fuhr daraufhin wieder los, eine andere Kollegin um Vertretung zu bitten, weil die Kreißende nicht in der Klinik entbinden wollte.

Dann bot mir der sich so merkwürdig teilnahmslos verhaltende Mann auch eine Tasse Kaffee an - damit ich wach bliebe, meinte er. Diese Ruhepause nutzte ich, um ihn anzusprechen und zu fragen, warum er nicht bei seiner Frau im Zimmer bleiben wolle. Er gab mir eine ausweichende Antwort. Wir schafften es dann auch ohne ihn. Als der Morgen graute, war ein rosiger Knabe geboren. Nun holte ich den Mann herein. Da stand er nun, wortlos, was ich nicht verstehen konnte. Ich merkte, jeder erwartete das erste Wort des anderen. Deshalb fragte ich: "Ja, sind Sie denn nach sechsjähriger Ehe nicht froh, ein so gesundes Kind bekommen zu haben?" Endlich war der Bann gebrochen.

Während ich abnabelte, wurden beide Eheleute endlich gesprächig. Die Frau sagte mir, daß ihr Mann nicht der leibliche Vater ihres Kindes sei, und daß ihre sechsjährige Kinderlosigkeit auf der Unfruchtbarkeit des Mannes beruhe. Als aber die Frau ihrem Mann die Folgen ihres Seitensprunges beichtete, sagte dieser, daß dies für ihn kein Grund für eine Scheidung sei.

Dann erzählte mir der Mann, daß er nun die Initiative ergriffen habe, sein Leben jetzt selbst zu bestimmen. Er hat bei seinem Arbeitgeber um Versetzung gebeten. Er wollte wegziehen mit seiner Frau, weg vom Erzeuger des Kindes, von Bekannten, Freunden und Verwandten, in eine andere Gegend, wo niemand sie kenne. Hier hatte seine Frau nun das Kind geboren.

Ich fragte nun den Mann, wie ihm der kleine Knabe denn gefalle. "Ein rechter Bursch, der Bub", sagte er, und damit hatte er ihn in sein Herz geschlossen. Die Mutter der jungen Frau kam angereist und versorgte die junge Familie während des Wochenbetts. Keiner außer mir wußte, daß der

Mann nicht der leibliche Vater des Kindes war. Ich wahrte meine Schweigepflicht!

Eine jungverheiratete Erstgebärende kam nach Hause zu ihren Eltern, um eine Hausgeburt durchführen zu können, weil es in ihrer neuen Wohngemeinde keine Hebamme gab. Selbstverständlich übernahm ich gerne die Hausgeburt. Es war ein trüber Sommertag als ich gerufen wurde.
Am Himmel ballten sich stets aufs neue finstere Gewitterwolken zusammen. Man hätte glauben können, die Welt ginge unter. Die Naturgewalten schienen losgelassen zu sein. Bald ging ein wolkenbruchartiger Regen hernieder. Während dieses sintflutartige Unwetter die Welt verfinsterte, gebar die junge Frau ihr erstes Kind. Es war die Abartung eines Zwillings, eine Mißbildung, wie ich sie noch nie gesehen hatte.
Am Po des Kindes war der Kopf des zweiten Zwillings mit eingeschlossen, und daran war direkt die Nachgeburt dieses armen Geschöpfes angewachsen, aus welchem es unweigerlich verblutete. Es wäre auch nichts zu retten gewesen.
Zuweilen könnte man glauben, die Natur treibe ihren Spott mit manchen Menschen. Die Plazenta des ersten Kindes wurde danach spontan ausgestoßen. Unbeschreiblich tiefes Leid lag in den Augen der Eltern.
Ich war sehr froh, daß ich die Frau zwei Jahre später, wieder in der gleichen Wohnung, von einem gesunden Kind entbinden durfte. Glückselig konnte die Mutter mit ihrem Neugeborenen zwei Wochen später in ihre neue Heimat fahren.

An einem heißen Sommertag wurden in Worfelden überraschend Zwillinge geboren. Weder die Mutter, noch der betreuende Arzt, noch ich wußte von dem großen Glück. Bei mir war die Frau noch nicht gewesen, weil es angeblich noch über zwei Monate dauern sollte, und sie in ärztlicher Überwachung stand.
Beim Einsetzen der Wehen wußte man jedoch, daß man die Hebamme rufen mußte. Ich war vor dem Arzt da und stellte zunächst eine Steißlage bei hoch fortgeschrittener Geburt fest. Wenig später kam der Arzt. Bald wurde aus erster rei-

ner Beckenendlage ein Knabe mit einem Geburtsgewicht von 2.000 Gramm nach Bracht geboren. Wenige Minuten später sprang die Blase des zweiten Kindes. In Schädellage kam sehr schnell ein Mädchen mit 2.425 Gramm nach. Beide Kinder tranken sofort wie Ausgetragene. Da eine gute häusliche Pflege gewährleistet war, durften die Zwillinge zu Hause bleiben.
Eltern und Großeltern waren glücklich. Auch ich freute mich sehr, bei meinen täglichen Wochenbesuchen die gesunden Kinderchen versorgen zu können. Sie waren mit Sicherheit nicht im siebten Monat, sondern eher zwei bis drei Wochen vor dem Termin geboren worden.

Die Tage vergingen. Stets wieder durfte ich das Wunder der Geburt von neuem Leben erleben. Ein Wunder, dem ich gern meine Zeit opferte. In meiner Heimatgemeinde war Kirchweih. Während viele andere Menschen den Kerbeumzug sahen und den immer interessanten Kerbespruch hören konnten, brachte ich ein kleines Mädchen auf die Welt. Leider war es ein "Mangelchen", ein ausgereiftes, aber untergewichtiges Kind mit 1.700 Gramm. Leider hatte es außerdem noch eine Gaumenspalte. Im Kinderkrankenhaus wurde es aufgepäppelt und später operiert. Danach war alles in Ordnung.

Inzwischen hatte es in der Familie Veränderungen gegeben. Unsere älteste Tochter war flügge geworden. Sie heiratete und ging mit ihrem Mann in eine neue Heimat. Unsere Familie verkleinerte sich. Wenn ich jetzt von meiner Arbeit nach Hause kam, fehlte etwas. Man mußte sich daran gewöhnen.

Bald war auch das arbeitsreiche Jahr 1965 zu Ende. Ich verbuchte 131 Hausgeburten. Ich glaube, nur eine freipraktizierende Hebamme kann ermessen, was es heißt, soviele Frauen zu Hause zu entbinden und alle diese auch im Wochenbett zu betreuen. Wie viele Tag- und Nachtstunden das gekostet hat, und wieviel Verständnis und Opfer von Seiten meiner Familie, besonders seitens meines Mannes erforderlich waren, ist schier unbeschreiblich.

Kap. IV Vielfältige Anforderungen - Die sechziger Jahre

Beginn eines neuen Jahres, versuchte Kindesentführung

Am Altjahresabend konnte ich mit meinem Mann den Gottesdienst besuchen. Anschließend waren wir mit allen Familienangehörigen in fröhlicher Erwartung des Jahreswechsels zusammen. Aber um 23.30 Uhr mußte ich zu einer Hausgeburt nach Schneppenhausen. Ich konnte das neue Jahr nicht zu Hause beginnen; um 0.20 Uhr begrüßte mich ein kleiner Junge mit kräftigem "Prosit Neujahr". Erst gegen drei Uhr in der Neujahrsnacht kam ich nach Hause. Nun erst konnte ich mit meiner Familie auf ein gutes neues Jahr anstoßen.

Ein Weilchen saßen wir noch fröhlich zusammen, bis ich gegen fünf Uhr überraschend zu der Ehefrau eines spanischen Gastarbeiters gerufen wurde, die inzwischen alleine geboren hatte. Als ich bei ihr eintraf, fand ich sie in verzweifeltem Zustand. Sie saß auf einem Zinkeimer, in welchem ihr Kind, ganz blau und mit allem, was naturgemäß mitkommt, drin lag. Die Nachgeburt war noch nicht ausgestoßen. Zunächst erlöste ich Mutter und Kind aus dem Debakel.

Auf meine Frage, warum man mich erst so spät gerufen habe, folgte ihre ehrliche Antwort: "Wir können Hebammen nicht nach Stunden zahlen, darum haben wir Sie erst jetzt gerufen." Es waren noch nicht sehr lange Gastarbeiter in Deutschland. Deshalb wußten einige noch nicht, daß bei uns die Kosten für eine Hebamme von den Krankenkassen getragen werden.

Nun, die spanische Mutter, mit ihrem Kind, erholte sich trotz der ungewöhnlichen Geburt gut. Bei meinen täglichen Wochenbettbesuchen erzählte mir die Wöchnerin, daß sie mehrmals von einer sehr jungen, auch schwangeren Repräsentantin für Kinderwäsche besucht würde. Weil die Familie aber nur wenig Geld zur Verfügung hatte, konnte sie kaum etwas kaufen. Diese Repräsentantin besuchte sie aber immer wieder und machte ihr auch Geschenke für ihr Baby. Die Kindesmutter äußerte mir gegenüber den Verdacht, daß die ungebetene Besucherin vielleicht gar nicht schwanger sei und eventuell beabsichtige, ihr Kind zu entführen. Zunächst versuchte ich, der jungen Mutter klarzumachen, daß man in Deutschland nicht so leicht ein Kind entführt, schon gar nicht bei so armen Leuten, wie wir es seien. Große Aufregung gab es aber elf Tage später.

An diesem Nachmittag kam zu meiner großen Verwunderung der spanische Vater mit seinem ersten Sohn zu mir und fragte, warum er zu mir kommen sollte. Ich hatte ihn aber nicht bestellt. Der Mann erklärte, er habe vom gegenüberliegenden Geschäft Bescheid erhalten, daß er mit seiner Familie, jedoch ohne den Säugling, sofort zu mir kommen sollte. Als ich den Mann heimgeschickt hatte, ging mir endlich ein Licht auf. Ich erinnerte mich, daß sich in den ersten Dezembertagen eine sehr junge, hübsche Frau in Begleitung ihres Mannes bei mir angemeldet hatte. Als Geburtstermin errechneten wir damals Anfang Januar. Leider war es mir nicht möglich, die Frau zu untersuchen. Sie weigerte sich, angeblich aus Scham. Ich bat sie deshalb ausdrücklich, den Arzt zu konsultieren und dachte mir dabei, daß sie eines Tages meine Hilfe doch noch benötigen würde. Aber dem war nicht so!

Plötzlich brachte ich diesen Vorfall auf einen Nenner. Das wird doch nicht ...? Sofort fuhr ich in die Wohnung der spanischen Familie. Hier traf ich eine herzzerreißend weinende junge Mutter in höchster Erregung an. Sie drückte ihr Kind fest an ihr Herz. Der Kindesvater verständigte gerade die Polizei.

Nun erfuhr ich, daß sich tatsächlich während der Abwesenheit des Vaters jene junge "Repräsentantin" mit Hilfe eines vorher dort gestohlenen Schlüssels, Einlaß in die Wohnung verschafft hatte. Sie hatte versucht, der jungen Mutter ihr Kind zu entreißen. Durch laute Hilferufe wurde jedoch die Hausbesitzerin aufmerksam, die die widerrechtlich eingedrungene Frau aus dem Haus jagte. Bald danach kam der Ehemann zurück, dann ich und schließlich ein Polizeibeamter, der dies alles für einen unglaublichen Spuk hielt. Zunächst ging der Beamte unverrichteter Dinge weg.

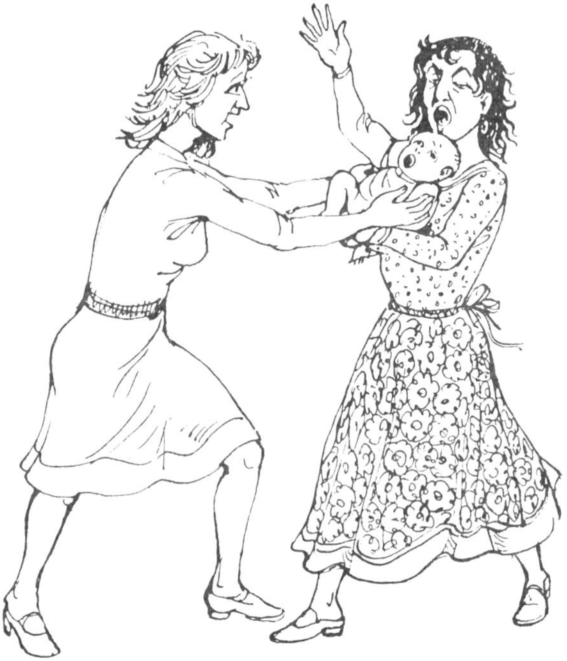

Über Umwege erfuhr ich den augenblicklichen Aufenthalt der Verdächtigen. Sie war inzwischen bei ihren Eltern. Ihre Mutter hatte telefonisch einen Termin für die Untersuchung ihrer Tochter mit mir abgemacht. Sie war abends zur vereinbarten Zeit mitgekommen. Die junge Frau wurde mit zwei Kriminalbeamten konfrontiert und des Schlüsseldiebstahls und der versuchten Kindesentführung beschuldigt. Diesen schwerwiegenden Vorwurf wies sie entschieden zurück. Ich wurde daraufhin beauftragt, die junge Frau auf eine bestehende Schwangerschaft zu untersuchen. Erst als die Beamten drohten, sie in eine Klinik zu bringen, gab sie klein bei. Mir allein gestand sie die Tat. Trotzdem pochte ich auf eine Untersuchung. Mit dem Öffnen ihrer Leibbinde fielen circa fünfzig Paar Damenstrümpfe zu Boden. Vor mir stand eine Sechzehnjährige, schlank wie eine Tanne. Durch eine äußere Untersuchung ertastete ich eine Schwanger-

schaft im dritten bis vierten Monat. Als ich ihr dies sagte, rief sie jauchzend vor Glück ihren Mann beim Vornamen und sagte immer wieder: "Wir kriegen ein Kind! Wir kriegen ein Kind!"
Sie war krank, die Verwirrte. Wer mag bei einem kranken Menschen von böser Absicht oder Schuld sprechen? Sie mußte unter Wahnvorstellungen gelitten haben und war geistig völlig verwirrt. Sie stand nicht auf dem Boden der Realität. Sie schwebte irgendwie in anderen Regionen. Mit polizeilichen Auflagen gingen alle aber schließlich reumütig aus dem Haus.
Nie hätte ich gedacht, daß die Befürchtung der spanischen Kindesmutter Wirklichkeit werden könnte! Es gibt eben nichts auf der Welt, was es nicht gibt. Am Tag nach der Aufdeckung der Angelegenheit kam der Ehemann jener "armen Verwirrten" zu mir, um sich für sie zu entschuldigen. Er richtete unter anderem die Frage an mich, wie er sich jetzt verhalten sollte. Ich sagte ihm, dies sei ganz allein seine Sache. Er entschied sich für seine Frau. Die Ehe blieb bestehen. Mitte Juni kam jenes Kind, das sie in sich trug, nicht mit meiner Hilfe, sondern in der Klinik zur Welt.
Viel wurde geredet in einer so kleinen Gemeinde. Ich aber wahrte meine Schweigepflicht.
Später kam in dieser Ehe noch ein Kind hinzu. Die Ehe entwickelte sich nun weiter völlig normal. Da ich aber den Vorfall nicht so leicht vergessen kann, wird mir auch dieser, wie so vieles andere, immer in Erinnerung bleiben.

Unbürokratische Hilfe, Sterilisation

Ein außergewöhnlich freudiges Ereignis ist es wert, hier geschildert zu werden. Eines Tages war ich in einer nahe gelegenen Gemeinde bei einem Wochenbettbesuch. Gegen 11.30 Uhr kam ein Vater angefahren, dessen Ehefrau ich schon achtmal zu Hause entbunden hatte. Er sagte mir, daß seine älteste Tochter Wehen habe. Sie war nicht bei mir angemeldet. Nur vom Hörensagen wußte ich, daß sie ein Kind erwartete. Ich wunderte mich schon, daß man mir zuvor nichts gesagt hatte, wie es in diesem Hause sonst üblich war. Bald fand ich die Erklärung.
Sehr schnell war ich bei der werdenden Mutter, da mein Weg ohnehin durch diese Gemeinde führte. In dem Hause angekommen, mußte ich nun zwangsläufig durch die Küche. Dort wurden in hektischer Betriebsamkeit viele Vorbereitungen für ein großes Fest getroffen. So gelangte ich in das Zimmer, in dem sich die junge wehende Frau befand. Durch meine Untersuchung stellte ich fest, daß das Kind wohl sehr bald da sein würde. Die Kreißende redete keinen Ton. Ich ging zurück in die Küche, um die Vorbereitungen für die Geburt zu besprechen. Der Vater meinte, das gehe noch nicht, seine Tochter würde nachmittags standesamtlich und am nächsten Tag kirchlich getraut.
Er sagte zu mir: "Sehen Sie nicht, daß hier mein Schwiegersohn ein halbes Schwein zerlegt, und daß hier fertige und halbfertige Kuchen und Torten stehen?!" Die Küchenmaschine und der Backofen liefen tatsächlich auf Hochtouren. Jetzt wußte ich, was die Stunde geschlagen hatte! Die junge Mutter in die Klinik abzuschieben, war hier keine Lösung. Es blieb keine Zeit mehr!
Ich machte den Beteiligten klar, daß ihre Zeitplanung nicht klappen würde. Die spontane Antwort des werdenden Kindvaters war: "So was Dummes, vor der Hochzeit noch was Junges!" Um das aber zu verhindern, machte ich den Vorschlag, daß ich mit der außergewöhnlichen Bitte, hier in der Wohnung eine Haus-Trauung vorzunehmen, sofort zum Bürgermeister fahren würde. Gesagt - getan! Auch der Bürgermeister vermochte es zunächst nicht zu fassen und meinte, das Paar würde doch nachmittags getraut. Als ich

ihm aber die Sachlage schilderte, sagte er verständnisvoll: "Ja, da wird viel Arbeit und Schreiberei gespart, wenn das Kind ehelich geboren wird." So wurde ganz unbürokratisch gehandelt.

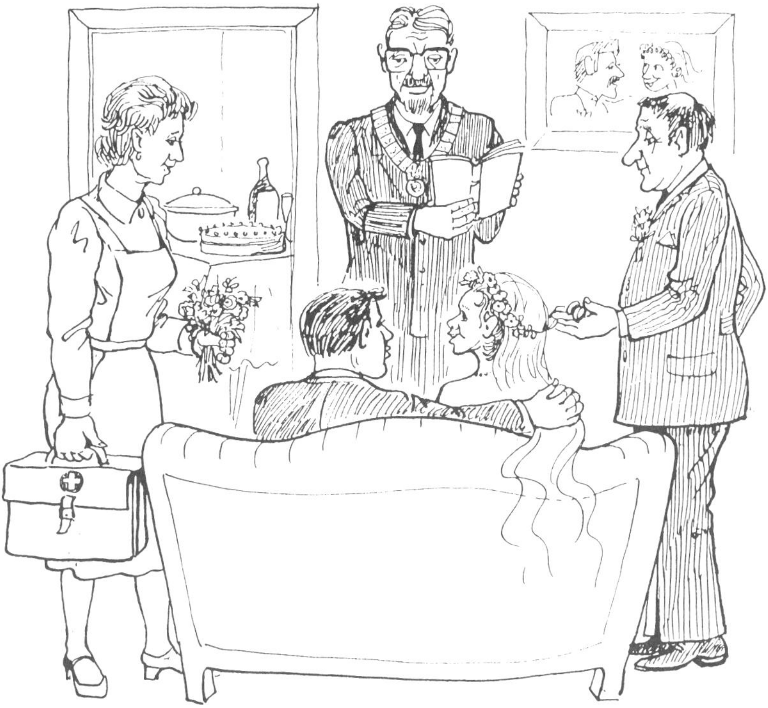

Wir fuhren gemeinsam mit den ohnehin schon vorbereiteten Urkunden in die Wohnung der Brautleute. Das junge Paar nahm auf dem Sofa platz, ihnen gegenüber der Bürgermeister. Ich fungierte als Trauzeugin für die werdende Mutter und ihr Vater als Trauzeuge für seinen Schwiegersohn. So wurden beide auf die Schnelle zu Hause getraut.
Anschließend wurde für jeden ein Glas Sekt eingeschenkt. Noch ehe wir anstoßen konnten, umfaßte mich die junge Frau mit einer solchen Wucht, daß sich ihr Vater und der Bürgermeister mit den Gläsern in der Hand diskret zurückzogen. Die Fruchtblase war gesprungen, und die Preßwehen

setzten ein. Nach wenigen Minuten hatte Beate einem gesunden Mädchen das Leben geschenkt.
Jetzt konnten wir gemeinsam anstoßen auf die geglückte standesamtliche Trauung und auf die Geburt eines süßen kleinen Kindleins und einer gesunden Mutter. Die eingeladenen Verwandten konnten nun doch am nächsten Tag, wie geplant, die Hochzeit feiern. Die kirchliche Trauung wurde mit der Taufe nachgeholt.
So fühlte ich mich in meiner Praxis immer veranlaßt zu helfen, wo ich gebraucht wurde. Ich war eben die Haus-Hebamme, die zu gegebener Zeit die Initiative zu ergreifen hatte, damit alles noch schnell und gut ging.

Im Frühjahr gebar Marion, eine 31-jährige, zart besaitete Mutter, ihr elftes Kind. Sie meldete sich vor jeder Entbindung bei mir an, befolgte aber nie meinen Rat, auch ärztliche Vorsorge in Anspruch zu nehmen. Was konnte ich tun? Mir blieb nur, immer wieder zu helfen, wenn ich gerufen wurde.
Seit vielen Jahren wohnte die Frau mit ihrer Familie draußen am Waldrand. Bei all ihren Entbindungen hatte sie es nie leicht gehabt. Jedes Mal krampften sich ihre Hände stundenlang in die Bettdecke, und in Wellen raste die Qual durch den Leib dieser zähneknirschenden Mutter. Auf dem Höhepunkt ihrer Wehen hörte ich ihr leises Stöhnen. Wenn die Wehen abebbten, wischte sich die tapfere Frau die Tränen aus den Augen. Sie sagte immer und immer wieder, ohne mich würde sie es nicht schaffen. Aber wenn es überstanden war, hatte sie alles Mutterleid vergessen. Ein gesundes süßes Kindlein war für sie der schönste Lohn.
Das Schicksal dieser großartigen Frau lag mir sehr am Herzen, weil ich durch die vielen gemeinsamen Geburten einen Einblick in das Leben dieser geplagten Mutter hatte. Ich riet ihr wieder, sich sterilisieren zu lassen, weil ich für ihre Familienplanung keine andere Möglichkeit sah. Nach ihrer elften Entbindung war sie dann zur Sterilisation bereit. Aus diesem Grund wollte ich sie zur Geburtsbeendigung in das Krankenhaus begleiten. Aber dieses Mal hatte sie mich viel zu spät gerufen. Wieder wurde ihr Kind zu Hause geboren. Auf ihren Wunsch ließ ich sie sofort nach der erfolgten Ge-

burt zur Durchführung der gewünschten Sterilisation in die Klinik bringen. Zuvor sprachen wir noch einmal mit ihrem Mann. Doch dieser war nicht bereit, bei sich selbst diesen harmlosen Eingriff machen zu lassen. Er hatte offensichtlich Angst, seine Männlichkeit zu verlieren.

Während seine Frau in der Klinik war, organisierte ich für sie die Kostenübernahme durch die Krankenkasse sowie eine sich sofort anschließende sechswöchige Kur in einem Müttergenesungsheim. Ferner sprach ich beim Sozialamt und bei der Krankenkasse vor wegen des Verdienstausfalls des Kindesvaters, denn dieser mußte während der ganzen Zeit alle Kinder zu Hause selbst versorgen. Es kostete mich zusätzlich viel Zeit, aber ich war dann froh, daß alles nach Plan lief.

Aber als die Mutter aus dem Müttergenesungsheim zurückkam, war sie irgendwie seelisch verändert. Sie verkraftete es psychisch nicht, keine Kinder mehr bekommen zu können. Sie bildete sich ein, keine vollwertige Frau mehr zu sein. Lange Zeit machte ihr dies viel zu schaffen. Erst nachdem sie Enkelkinder hatte, fand sie wieder zu sich selbst und fühlte sich wieder ausgefüllt.

Eklampsie und andere Schwierigkeiten

Zwillinge gab es dann bei einer anderen Elftpara in einem schlechten sozialen Milieu. Ein Gynäkologe war zugegen. Das erste Kind kam in Schädellage, und das zweite konnte der Frauenarzt bei dieser ohnehin körperlich geschwächten Patientin leider nur noch tot aus Beckenendlage entwickeln. Jedes Jahr hatte sie ein Kind geboren. Es waren schlimme Zustände. Die Familie lebte von der Hand in den Mund. Keiner arbeitete, aber sie zeugten Kinder. Unterhalt kam vom Sozialamt, und zu gegebener Zeit kam das Kindergeld. Eine Sterilisation lehnten beide Eheleute ab. Das ging so lange, bis die Kindesmutter, im Alter von erst 42 Jahren, nach ihrer einundzwanzigsten Geburt in der Klinik starb.

Sturzgeburt wurde wieder einmal der jetzt geschilderte Fall genannt: Die 22-jährige Gerlinde wollte auch ihr zweites Kind in der Klinik entbinden. Sie meldete sich aus diesem Grund nicht bei mir an. Als sie aber merkte, daß sie es zeitlich nicht schaffen würde, ließ sie mich rufen.
Da lag sie nun, die Kreißende. Ihr schmerzverzerrtes Gesicht war in ein Kopfkissen vergraben, und sie preßte. So half ich ihr ohne jede Vorbereitung in der von ihr gewünschten Lage bzw. Haltung beim Pressen, und schon war der kleine Mann da.

Ein außergewöhnlich schlimmes, bald darauf folgendes Erlebnis war die Hilfeleistung bei einer ebenfalls unangemeldeten Kreißenden. Der Hausarzt, der vom Ehemann gerufen worden war, verständigte mich. Mit ihm fuhr ich schleunigst zu der Frau.
Sie war bereits von der Eklampsie erfaßt, der gefürchtetsten Form einer Schwangerschaftserkrankung, die sich durch generalisierte, also alle Muskeln erfassende Krämpfe und Zuckungen äußert. Tiefe Bewußtlosigkeit war bereits eingetreten, ihre Atmung hatte ausgesetzt. Das Gesicht war bläulich verfärbt *(Zyanose)*. Ihr Puls war hart. Blutiger Schaum ergoß sich aus ihrem Mund. Während ich nur schwer mit einem Mundkeil weiteres Zungenbeißen verhindern konnte, veranlaßte der Arzt die sofortige Klinikeinwei-

sung. Nach kurzem Intervall setzte eine tiefe Atmung ein. Noch immer hatten wir Angst, daß der Zustand den Tod der Frau zur Folge haben könnte.
Da sie in ihrer Schwangerschaft nicht zur ärztlichen Vorsorge gegangen war und sich auch bei mir nicht angemeldet hatte, konnte diese schwere Erkrankung nicht erkannt werden. Diese damit verbundene *Hypertonie* (Bluthochdruck) und das Nierenversagen wären so leicht erkennbar gewesen.
Auf schnellstem Wege wurde die Schwangere mit dem Notarztwagen ins Krankenhaus gebracht. Noch in tiefer Bewußtlosigkeit gebar sie ein gesundes Kind. Erst viel später kam die Frau wieder zu sich. Nach wochenlanger klinischer Behandlung konnten Mutter und Kind gesund nach Hause entlassen werden.
Diese Mutter hatte Lehrgeld bezahlt. Als sie drei Jahre später wieder schwanger wurde, begab sie sich zur Vorsorgeuntersuchung. Obwohl dieses Mal bei ihr keine Regelwidrigkeiten aufgetreten waren, wollten wir die Patientin schon bei Geburtsbeginn in die Klinik bringen. Inzwischen hatte die Patientin ihren Wohnsitz geändert. Sie wohnte jetzt ganz in meiner Nähe. Als bei ihr die Geburtswehen einsetzten, kam ich eilends zu ihr. Aber als ich zur Tür kam, war bereits das Köpfchen des Kindes geboren - ich hatte meinen Mantel noch an -, und mit einer einzigen Preßwehe war der kleine Knabe da. Alle, selbst die Patientin, konnten es nicht fassen. Sie war von einer Sturzgeburt überrascht worden. Trotzdem waren alle Beteiligten, auch ich, überaus glücklich.

Wenig später wurde ich zu Birgit, einer wehenden Erstpara, gerufen. Sie sah ganz prae-eklamptisch aus. Wieder erkannte ich eine große Gefahr. Sie war am ganzen Körper geschwollen und klagte über starke Kopfschmerzen. Sie befand sich schon in der Übergangsphase und sagte, sie habe mich nur so spät gerufen, weil sie glaubte, sie habe nur Kopfschmerzen und keine Wehen. Wir sagen landläufig: "Da sind die Wehen durch den Kopf gegangen." Ich forderte sofort den Notarzt an. Doch als dieser eintraf, war gerade eben das Kind geboren. Trotzdem gab ich die Frau an die

Klinik ab. Sie wurde nach vierzehn Tagen wieder gesund nach Hause entlassen.

Wie schon so oft, wurde ich wieder einmal unangemeldet gerufen. Inge erwartete ihr zweites Kind. Ich kannte sie vorher nicht. Die Blase war bereits gesprungen. Zu meinem Erschrecken sah ich, daß die Nabelschnur vorgefallen war. Sie pulsierte noch. Ich befürchtete das Schlimmste. Sofort rief ich den Arzt. Die Kreißende hatte so starke Wehen, daß sie noch vor Eintreffen des Arztes einen frühgeborenen Knaben von 1.150 Gramm lebend gebar. Das Kind machte nur wenig Schwierigkeiten bis es atmete. Ich wollte es schleunigst in warme Wäsche packen. Leider war die bestellte Kinderwäsche noch nicht eingetroffen. Deshalb wikkelte ich das Kind in Watte, zog die auf dem Sofa sitzende Puppe aus und bekleidete damit das Kind. Der inzwischen eingetroffene Arzt ordnete die sofortige Klinikeinweisung des Frühchens an. Er beauftragte den Kindesvater, das Kind mit dem eigenen Wagen in das Krankenhaus zu bringen, weil ihm das Anfordern des Krankenwagens zu lange dauerte. Ich wickelte den Winzling in warme Tücher und hielt ihn auf dem Beifahrersitz auf dem Schoß. Unterwegs drohte die Atmung des Kindes auszusetzen. Ständig mußte ich die Mund-zu-Mund-Beatmung durchführen. Es glaubt mir vielleicht niemand, wie froh ich war, daß ich das Baby noch lebend im Kinderkrankenhaus abgeben konnte. Es ist einfach unglaublich, was so ein kleines Wesen aushalten kann. Während meiner Abwesenheit versorgte der Arzt die Kindesmutter. Bei ihr war alles in Ordnung. Einige Wochen später konnte das Kind gesund nach Hause entlassen werden. Es hatte sich gut erholt und prächtig entwickelt. Aus dem kleinen Knaben ist ein tüchtiger Mensch geworden.

Wenn man solche Erfolge seiner Arbeit sieht, kann man nicht bereuen, Hebamme zu sein. "Im Dienste der Zukunft unseres Volkes" war der Aufdruck auf unserer alten Hebammenbrosche. Ein wahres Wort!

Vollmond und zum ersten Mal Großmutter

Diese Vollmondzeit hatte etwas zu bestellen! Sie machte auch mich zum ersten Mal zur Großmutter. Wieder wurden bei vielen Frauen gleichzeitig Wehen ausgelöst. Schon vor Mitternacht wurde ich zu einer 44-jährigen Zweitpara in eine Nachbargemeinde gerufen. Die grauhaarige Frau war am Vortag zum ersten Mal zu mir gekommen. Sie sah wesentlich älter aus. Dunkle Ringe lagen um ihre verquollenen Augen. Sie brach in Tränen aus. Ich dachte anfangs nicht, daß sie schwanger sei, sondern eher, daß sie eine sorgenvolle Oma sei, die mit mir ihre Probleme durchsprechen wollte, wie dies des öfteren in meiner Praxis geschah.
Mit Kummer und Sorgen beladen sagte sie mir, daß sie ein Kind bekäme, und es ihr kein Mensch glaube, auch nicht der Arzt, von dem sie soeben käme. Ich beruhigte sie mit den Worten: "Nichts ist leichter festzustellen als das." Dann untersuchte ich sie und stellte fest, daß bereits ein Blasensprung erfolgt war.
"Ja liebe Frau, es ist wie Sie befürchtet haben. Sie bekommen noch einmal etwas Kleines", sagte ich ihr. Sie antwortete: "Mein Gott, ich habe es seit Wochen gesagt, doch niemand hat mir geglaubt." Selbst ihr gut zwanzig Jahre älterer Ehemann hätte abweisend gesagt: "Von mir nicht." Sicher wollte er nicht wahr haben, daß er in seinem Alter noch zeugungsfähig war. Ich sagte ihr, daß das durchaus nichts Unnormales sei. Dies komme immer wieder einmal bei Frauen in den vierziger Jahren vor. Der Arzt, von dem die Frau direkt zu mir kam, hatte sie nie auf eine eventuelle Schwangerschaft untersucht, sondern behauptet, sie würde sich alles einbilden. Das Ausbleiben der Regel deutete er als Zeichen, daß sie in den Wechseljahren sei. Dadurch war es ihr in den ersten Schwangerschaftsmonaten nicht bewußt geworden, daß sie tatsächlich schwanger war. Erst als sich das kleine Wesen in ihr regte, wußte sie, was auf sie zukam. Sie erzählte mir, daß ihr erster Sohn schon bald 30 Jahre alt sei, und sie seitdem nie mehr schwanger gewesen sei. Trotzdem zeigte sie sich nicht nur besorgt, sondern zugleich auch erlöst. Vor der Entbindung habe sie keine Angst, sagte sie, mehr vor dem Gerede der Leute. Ich tröstete sie und

riet, sie möge jetzt erst einmal ihren Mann überzeugen, denn das Kindlein in ihrem Leib werde nicht mehr lange auf sich warten lassen. Besorgt war sie auch, weil sie noch keine Kinderwäsche hatte. Ich ging mit ihr in ein nahegelegenes Textilwarengeschäft. Dort kauften wir die ersten Windeln und einiges Notwendige mehr. Anschließend fuhr ich die Frau nach Hause.

Sie war es, die mich gegen Mitternacht durch ihren Mann rufen ließ. Jetzt hatten die Wehen eingesetzt. Bald danach erblickte ein gesunder Junge das Licht der Welt. Gerade bei diesen Eltern konnte ich wieder einmal feststellen, daß ein später Nachkömmling mit seiner rührenden Anhänglichkeit an das Elternhaus das beste Kind der Welt werden kann. Diese Entbindung war die erste in dieser Vollmondnacht.

Nach der Geburtsbeendigung wurde ich von dort aus direkt zur nächsten Hausgeburt gerufen. Die Schwangere erwartete ihr zweites Kind. Gerade bei meinem Eintreffen wurde der Knabe geboren. Das war die zweite Entbindung in dieser Nacht.

Ich war noch nicht ganz fertig bei dieser Geburt, als mein Schwiegersohn aus Rheinhessen vor der Tür stand. Er sagte, daß er mit unserer ältesten Tochter ins elterliche Haus gekommen sei, weil sie auch Wehen habe, und ihr Kind bei uns zu Hause geboren werden sollte. Sie war zwischenzeitig bei meiner Mutter gut aufgehoben. Als ich nach Hause kam, ließ unser Enkelsohn nicht lange auf sich warten. Gegen acht Uhr war er bereits geboren. Das war die dritte Hausgeburt innerhalb weniger Stunden.

Ab jetzt waren wir glückliche Großeltern. Leider konnten wir es nicht lange genießen, da unsere Tochter mit ihrem Kind bereits nach vierzehn Tagen wieder in ihre fünfzig Kilometer entfernte Wohnung zurückfuhr.

Nach der Geburt meines Enkelsohns erledigte ich noch die fälligen Wochenbettbesuche. Müde und erschöpft kam ich am Nachmittag nach Hause. Ich wollte wieder in Ruhe neue Kräfte sammeln. Doch da wurde ich zum vierten Mal gerufen. Eine junge Frau aus meiner Heimatstadt erwartete ihr erstes Kind. Die Geburt dauerte mehrere Stunden, bis endlich gegen Mitternacht der 4 kg schwere Junge, nach Episiotomie (Dammschnitt) durch den Arzt, geboren wurde. Dies war die einzige Geburt an jenem Tag, bei der ich den Arzt benötigte. Es war für mich die vierte Entbindung innerhalb von 24 Stunden, wonach ich total verausgabt war. Dann konnte ich - endlich - nach so viel körperlicher und seelischer Anstrengung zu Hause in einen tiefen erholsamen Schlaf fallen, aus welchem ich morgens mit neuer Kraft erwachte. Immer wieder wunderte ich mich, wieviel Schaffenskraft ich aufbringen konnte. Erst jetzt, nach so vielem beruflichen Wirken wird mir klar, mit wieviel Gnade ich gesegnet war.

Viele schöne Hausgeburten folgten. Ich dachte schon fast nicht mehr daran, daß es einmal anders kommen könnte. Doch dann kam eine Mutter mit ihrem sechsten Kind nieder. Es wurde in Gesichtslage geboren. Grausig sah es aus. Schon nach wenigen Tagen aber war die Schwellung zurückgegangen, und es konnte dann doch an der Mutterbrust trinken.
Die nächste Geburt erlebte ich mit Christiane, einer jungen Mutter, die ihr erstes Kind erwartete. Der Ehemann hatte mich und gleichzeitig den Frauenarzt angerufen, weil seine Frau zu stark blutete. So trafen wir fast zusammen ein. Dem Kind ging es noch gut, und die Geburt konnte schnellstens beendigt werden. Aber die Mutter blutete noch. Der Arzt führte zu Hause eine manuelle Lösung durch. Mit Hilfe von Infusionen erholte sich die Kindesmutter dann doch recht schnell. Leider fehlte es damals noch an medizinischen Geräten wie Ultraschall usw., mit denen man den tiefen Plazentasitz schon während der Schwangerschaft hätte erkennen können.

Geburten auf der Autobahn und in der Gastwirtschaft

Die Überraschung war groß, als ich eines Nachmittags von einer Autobahnraststätte angerufen wurde mit der Bitte, ich möge auf den Rastplatz kommen, dort sei ein Kind im Auto geboren. Sofort fuhr ich zu der angegebenen Stelle. Der ortsansässige Arzt war bereits da. In dem VW-Bus lag eine 28-jährige jugoslawische Gastarbeiterin mit ihrem frischgeborenen Kind. Die jungen Eheleute kamen aus Dortmund. Dort war bereits die Fruchtblase gesprungen. Trotzdem glaubten sie noch, das Kind würde erst in Jugoslawien geboren. Sie hatten schleunigst alles zusammengepackt, um in ihr Heimatland zu fahren. Unterwegs setzten die Wehen ein.

Schon vor der Raststätte kam das Kind auf der Autobahn zur Welt. Deshalb hatte der junge Vater die Raststätte angefahren, um Hilfe zu holen.
Ich nabelte das Frühchen ab. Es wog nur 1.850 Gramm, sah aber lebensfrisch aus. Dann warteten wir leider vergeblich auf die Plazenta. Kein Lösungszeichen war vorhanden. Aus diesem Grund mußte die Kindesmutter - wohl oder übel - und ganz und gar gegen ihren Willen, in die Klinik zur Plazenta-Lösung.
Am nächsten Morgen verließ das junge Paar auf eigene Verantwortung die Klinik. Ihr Kind mußte jedoch zunächst in der Kinderklinik bleiben. Sie setzten ihre Fahrt fort mit dem Versprechen, auf der Rückfahrt nach sechs Wochen ihr Kind abzuholen.
In der Klinik wurde schon gespöttelt: Ein Kind bliebe übrig. Aber dem war nicht so! Genau sechs Wochen später kamen die jungen Eltern und holten ihr kleines Mädchen, das sich in der Kinderklinik prächtig entwickelt hatte. Danach kamen sie zu mir, um sich zu bedanken. Ich fand das ganz toll. Manchmal kommt man sich als Hebamme nur als das notwendige Übel vor. Erst kommt man mit allerlei Sorgen und Nöten zu mir, man ruft mich, wenn man Schmerzen hat - und nicht selten "für die Katz" -, und wenn alles vorbei ist, ist oft auch die geleistete Hilfe vergessen. Gerade

deshalb rechnete ich diesen Ausländern ihren Dank doppelt hoch an, denn ein Wort des Lobes oder Dankes tut auch einer Hebamme gut.

Nachdem ich Ende der sechziger Jahre wieder einmal einen Repetitionslehrgang absolviert hatte, kam eine große Überraschung auf mich zu. In einer Nachbargemeinde war eine neue Familie eingezogen. Dazu gehörten auch die siebzehnjährige, verheiratete und hochschwangere Tochter mit ihrem Ehemann. Sie übernahmen eine Gastwirtschaft.
Es ging hoch her an diesem Einzugstag! Jeder half jedem, nur die Schwangere hatte mit sich selbst zu tun, denn bei ihr hatten ausgerechnet jetzt die Wehen angefangen. In Windeseile wurde zuerst das Schlafzimmer des jungen Paares aufgestellt. Aber zum "Händchen-Halten" hatte niemand Zeit. Danach waren der junge Ehemann und sein Schwiegervater erneut unterwegs, um die restlichen Möbel zu holen. Die Mutter räumte in der Küche und in der Gaststube, und die junge Frau richtete zwischen den Wehen mutterseelenallein die Kinderwäsche her. Es war schon dunkel als sie rief, daß sie jetzt Hilfe brauche. Ihre Mutter hatte irgendwen nach einer Hebamme gefragt, und so wurde ich gerufen.
Als ich kam, preßte die junge Frau bei sichtbarer Blase. Dahinter stand gut tastbar das kindliche Köpfchen. Ohne sie überhaupt etwas fragen zu können, kam schon die nächste Wehe. Die Blase sprang, und das Kind wurde sofort geboren, wie sich jetzt herausstellte, ein Zwillingskind von 2.580 Gramm. Bis zu diesem Augenblick wußte von dem zweiten Zwilling keiner etwas. Aus ihrem Mutterpaß ging keine Regelwidrigkeit hervor. Ich war mit der jungen Kreißenden noch immer ganz allein. Diese war sehr erschrokken, als ich ihr sagte, daß noch ein Kindlein kommen würde. Ich wollte zu ihrer Mutter gehen und sie bitten, einen Arzt zu verständigen. Aber dazu kam es nicht! Gleich folgte die nächste Preßwehe, und das zweite Zwillingskind, ebenfalls ein Mädchen, von 2.780 Gramm, wurde genau wie seine Schwester auch in Schädellage geboren. Es waren eineiige Zwillinge. Vor mir lagen zwei rosige Wonneproppen. Ich war ebenso ergriffen und überrascht wie die junge

Mutter. Es war wie im Märchen, wie ein Traum. Aber es war Wirklichkeit!
Erst jetzt konnte ich der frischgebackenen Oma die Freude verkünden. Jetzt war auch sie trotz der vielen Arbeit sofort zur Stelle, zumal sie nicht auf ein solches Tempo und schon gar nicht auf Zwillinge eingestellt war. Den Arzt verständigten wir noch, doch noch ehe er kam, war auch die Nachgeburt vollständig ausgestoßen. Einige Zeit später erschien auch der junge Vater mit dem frischgebackenen Opa. Sie meinten, man könne die junge Frau nicht einmal kurze Zeit alleine lassen, da würde sie gleich zwei Kindchen auf einmal präsentieren. Nun, die Freude war groß! Trotz des jugendlichen Alters der Kindesmutter konnten die Zwillinge voll gestillt werden.

Zwillinge

Eine sonderbare Zwillingsgeburt: Das erste Zwillingchen war bereits geboren, als ich kam. Es kam mit den Füßen zuerst und hatte nur ein Geburtsgewicht von 1.020 Gramm. Es war ein Mädchen. Ich ließ sofort den Arzt benachrichtigen und den Notarztwagen zur Überführung des Winzlings in das Kinderkrankenhaus. Dort starb es leider nach fünf Tagen an Lebensschwäche.
Der zweite Zwilling, ein Knabe, kam nur zehn Minuten nach seiner Schwester, ebenfalls noch ehe der Arzt da war. Er wurde auch in Beckenendlage, aber lebensfrisch geboren und wog 3.000 Gramm. Aus welchem Grund das Erstgeborene so untergewichtig war, läßt sich eventuell auf die großen Kalkablagerungen auf der einen Seite der fast getrennten Plazenta zurückführen.

In meiner Heimatgemeinde war ein junger Jugoslawe mit seiner hochschwangeren Ehefrau zu Verwandten gekommen. Hier setzten sehr bald Geburtswehen ein, weshalb ich, wieder ohne Voranmeldung, überraschend gerufen wurde. Es sah zunächst alles gut aus. Lediglich der Bauch der Kreißenden war sehr gespannt, was mich zunächst auf ein großes Kind schließen ließ. Mit Einverständnis der Angehörigen gab ich vorsichtshalber dem ortsansässigen Arzt Bescheid, damit er bei einer eventuell erforderlichen Damm-Naht oder unvorhergesehenen Regelwidrigkeiten helfen könne.
Die Lage des Kindes - der Kinder - war gut. Ein Bauch voller Herztöne und mehrere kleine kindliche Teile ließen mich im Laufe der Eröffnungsperiode auf eine Mehrlingsgeburt schließen. Eine diesbezügliche Äußerung erschreckte alle Beteiligten aufs Tiefste. Niemand wollte es wahr haben, denn es fehlte an allem. Nicht einmal für ein Kind war ausreichend Kinderwäsche vorhanden. So harrten wir der Dinge, die da kommen sollten.
Bald hatte die Natur ein kleines Mädchen von viereinhalb Pfund herausbefördert, ein süßes kleines rosiges Baby. Erst jetzt, als die junge Mutter ihren noch immer dicken Bauch sah, fing sie an zu weinen. Ihr waren die letzten Zweifel

genommen, daß es doch nur ein Kind sein würde. Als ich das kleine Mädchen badete, flammten erneut Wehen auf, rüttelten und schüttelten den müden Bauch der Mutter. Bald kam das zweite Kind, ebenfalls ein Mädchen, mit dem gleichen Gewicht in Schädellage. Es hat uns sofort mit kräftigem Schreien begrüßt. Eine Wasserhaut war nicht mehr gesprungen. Die beiden Mädchen waren eineiige Zwillinge. Die Plazenta kam schnell und vollständig nach. Den Arzt hatten wir bei der Entbindung dann doch nicht in Anspruch nehmen müssen. Besonders die jungen Eltern waren sehr froh, denn sie waren noch nicht krankenversichert. Bald bekam der junge Vater Arbeit, wodurch dann die Familie auch krankenversichert wurde.

Die siebzehnjährige Ludwina, eine sehr dicke werdende Mutter, wollte sich bei mir anmelden. Leider war ich nicht zu Hause. Meine Mutter, die alte Hebamme, empfing sie und führte mit ihr ein ausführliches Gespräch. Beim Arzt war die junge Frau noch nicht gewesen. Das geschulte Auge meiner Mutter veranlaßte sie, die Schwangere darauf aufmerksam zu machen, daß angesichts ihres Umfanges möglicherweise eine Zwillingsgeburt anstünde. Die werdende Mutter glaubte es nicht. Als sie später zu mir kam, untersuchte ich sie. Wegen Verdacht einer Mehrlingsschwangerschaft verwies ich sie zum Arzt. Sie befolgte jedoch meinen Rat nicht.
Zwei Wochen vor dem errechneten Termin wurde ich gerufen. Überraschend schnell kamen zu Hause eineiige Zwillinge zur Welt. Es waren zwei Knaben. Das erste Zwillingskind konnte in Schädellage geboren werden und wog 1.860 Gramm. Das zweite kam fünf Minuten später in Bekkenendlage auf die Welt. Es wog 1.400 Gramm. Beide Kinder wurden lebensfrisch geboren. Wegen erweiterter Frühgeburtspflege mußten sie noch vier Wochen ins Kinderkrankenhaus. Sie kamen gesund zurück und entwickelten sich prächtig. Nach vier Jahren gebar die Kindesmutter noch einmal einen Knaben.

In einem Krankenhaus tätigte ich als Beleghebamme hintereinander mehrere Geburten. Ich war sehr angespannt, denn als freipraktizierende Hebamme war mein Dienst immer unregelmäßig. Letztlich war ich keine Klinikhebamme im Schichtdienst. Aber das war mein Leben! Eine der dort geleiteten Geburten ist, so glaube ich, sehr erwähnenswert. Es war eine Zwillingsentbindung mit sehr seltenen Aspekten. Die Kindesmutter, eine Lehrerin, hatte in der Schwangerschaft beim Chefarzt des Krankenhauses alle anfallenden Untersuchungen in Anspruch genommen. Vier Wochen vor dem errechneten Termin setzten bei ihr die Wehen ein. Ich fuhr mit ihr in die Klinik, wo sie sehr bald ein kleines Mädchen mit 2.150 Gramm spontan gebar. Wir erwarteten mit den nächsten Wehen, die sofort wieder einsetzten, die Plazenta.

Stattdessen wurde ein zweites Kind geboren. Eine Blase war nicht mehr gesprungen. Das Kind war jedoch seit längerer Zeit im Mutterleib abgestorben und von dem ersten Kind plattgedrückt wie eine Zeitung. Es war nur 25 cm lang und hatte Fäulniserscheinungen am ganzen Körper. Dies war der einzige Papier-Zwilling, den ich je gesehen habe.

Weil die Gebärmutter bislang verschlossen war, meinte der Chefarzt, habe weder für die Mutter noch für das erstgeborene Kind Gefahr bestanden. Später stellte sich heraus, daß das Kind aus mir unbekannten Gründen leider spastisch gelähmt war. Die Kindesmutter schulte deshalb um, damit sie ihr Kind und auch behinderte Kinder anderer als Gymnastiklehrerin betreuen konnte.

Risiko-Entbindung und Mütterberatung

Nun wurde ich zu einer Kreißenden gerufen, die ihr zweites Kind erwartete. Verabredungsgemäß wollte ich sie zur Beendigung der Geburt in die Klinik bringen, weil sie bei ihrer ersten Entbindung wegen vorliegender Plazenta durch Kaiserschnitt entbunden werden mußte. Auch ihren Mann rief sie an seinem Arbeitsplatz an, damit er sie in die Klinik begleite.
Eine halbe Stunde später war der Mann zu Hause. Aber zwischenzeitig war das kleine Bübchen bereits geboren und begrüßte seinen erstaunten Vater mit kräftigem Geschrei. So schnell verlief diese "Risiko-Entbindung". Einen Arzt hatten wir nicht angefordert, weil die Geburt ohnehin nicht zu Hause durchgeführt werden sollte. Da sich auch die Plazenta schnell und vollständig gelöst hatte, benötigten wir ihn auch nicht.

Problematisch und auf Grund von Unwissenheit bzw. mangelnder Aufklärung sehr häufig voller Risiko waren Entbindungen in Armenvierteln.
In einem Randgebiet der Kreisstadt sollte deshalb eine Mütterberatungsstelle eingerichtet werden. Es war ein Problemviertel. Hier wohnten viele arme Leute, Arbeitslose oder Menschen mit sehr geringem oder keinem Einkommen, die von der Sozialhilfe lebten. Hier gab es Kinder, sehr viele Kinder, wie es in Armenvierteln oft zu beobachten ist. Das Gesundheitsamt versuchte, mit dem Ziel, die Geburtenrate zu senken, auf diese Menschen einzuwirken.
Im Auftrag des Obermedizinal-Direktors richtete ich eine Beratungsstunde ein. Hierfür wurde mir im Gemeinschaftshaus ein Raum zur Verfügung gestellt. Alle vierzehn Tage war ich dort einen Nachmittag tätig. Hier hatte ich die Möglichkeit, auch die Mütter über ihre sozialen Rechte zu informieren. Bislang gab es in diesem Gebiet jährlich circa zwanzig Geburten. Durch meine Arbeit wurde ich zur Vertrauensperson der Schwachen dieser Gesellschaft. Mit mir besprach man alles. Ich ging auf jeden ein, obgleich ich bald erkennen mußte, daß ich mit diesen Menschen bezüglich ihrer Geburtenregelung nicht über die Knaus-Ogino-Methode oder über die Messung der Basalttemperatur reden konnte.

So verblieb mir nur, ihnen die Pille als Schwangerschaftsverhütungsmittel zu empfehlen. So erreichte ich, daß bis zu meinem Ausscheiden aus dem Beruf nur noch drei bis fünf Geburten jährlich zu verzeichnen waren, fürwahr ein guter Erfolg! Außenstehende spöttelten oft über meine dortige Tätigkeit. Doch durch mich fühlten sich diese Menschen nicht so allein gelassen mit ihren Problemen. Dort tat mir niemals jemand etwas zuleide. Man verehrte mich geradezu.

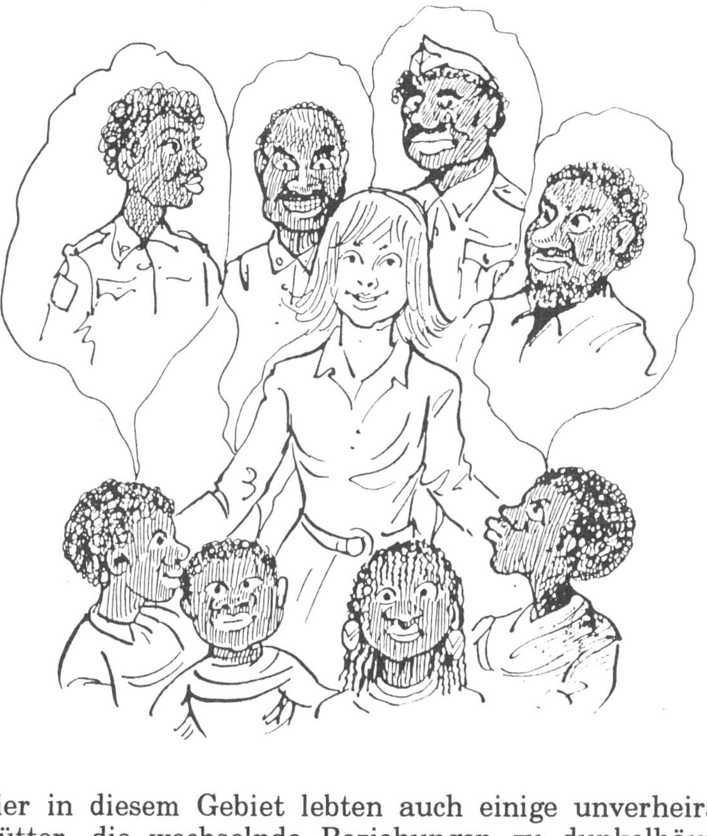

Hier in diesem Gebiet lebten auch einige unverheiratete Mütter, die wechselnde Beziehungen zu dunkelhäutigen amerikanischen Soldaten unterhielten und manchmal mehrere Jahre hintereinander von ihnen Kinder bekamen. Eine solche junge Mutter, die für jedes Kind einen "eigenen" dunkelhäutigen Vater hatte, sagte einmal zu mir: "Man merkt es ja nicht bei dieser Hautfarbe." Aber das war ihr Problem. Leider sind das die Sozialfälle von heute und werden die Sozialfälle von morgen sein. Deutsche Frauen, die sich mit anderen Ausländern verbündeten und manchmal auch heirateten, hatten da oft weniger Probleme. Das waren so meine Erfahrungen in diesem Personenkreis. Ich selbst jedoch hatte und habe darüber kein Urteil zu fällen.

In diesem Wohngebiet mußte ich erkennen, daß die Schwachen der Gesellschaft von den Starken des gleichen Milieus manchmal sehr unterdrückt werden. Leider erklärte sich nach meinem Ausscheiden keine Hebamme mehr bereit, die Tätigkeit für diese doch armen Menschen fortzuführen. Deshalb werde ich noch heute telefonisch oder persönlich von Leuten aus diesem Gebiet um Rat gebeten, den ich auch gerne erteile.

Ein früher Winter

Ein früher Winter war hereingebrochen. Es war erst November, und es lag schon Schnee. Dies aber hinderte ein kleines Kind nicht daran, auf die Welt zu kommen, dazu noch in einem in weiter Flur gelegenen Bahnhaus. Entsprechend lange dauerte es, bis ich über den schmalen verschneiten Weg dorthin kam. Mit Wehmut dachte ich an meinen Vater, der mich behutsamer und viel schneller und gefahrloser mit seinem Pferdeschlitten hätte dorthin bringen können.
Als ich das Bahnhaus erreichte, begrüßten mich alle anderen Kinder dieser Mutter mit der Neuigkeit, daß sie eine kleine Schwester bekommen hätten, und daß es der Vater noch gar nicht wußte. Er sei noch auf der Arbeit. Auch die Plazenta war bereits geboren, und es war alles in Ordnung. Wieder hatte unser Herrgott seine schützende Hand über Mutter und Kind gehalten.

Eine sternenklare mondhelle Nacht sagte mir, daß ich mich erst gar nicht zur Ruhe zu legen brauchte. So war es dann auch. Ulrike, eine in Darmstadt wohnende, sehr ängstliche junge Mutter, brauchte meine Hilfe. Schon in der Schwangerschaft hatte ich mir redliche Mühe mit ihr gegeben. Trotzdem weinte sie schon bei Geburtsbeginn ganz fürchterlich. Es war mir fast nicht möglich, sie zu beruhigen. Es war eben der Ausdruck ihrer eigenen Persönlichkeit in einem für sie ganz lebensentscheidenden Moment. Vielleicht war auch Haß oder Wut einer jener Gründe, die ihren Geburtsschmerz in erheblichem Maße steigerten, denn der Kindesvater stand nicht zu ihr. Alle gutgemeinten Worte des Trostes nahm sie kaum zur Kenntnis. Deshalb zog ich den Frauenarzt hinzu. Als dieser die Situation erkannte, gab er ihr entsprechende Medikamente. In einem Dämmerschlaf täuschte er die werdende Mutter über ihre Schmerzen hinweg. Dies wirkte Wunder. Nach dieser Entspannung gebar sie sehr bald ein gesundes, lebensfrisches Mädchen. Das hier angewendete Schmerzmittel *(Analgetikum)* hatte keine negativen Auswirkungen für das Kind. Atmung sowie alle Reflexe und die Reaktionsbereitschaft des Neugebore-

nen waren in Ordnung. Es war keine Schläfrigkeit des Kindes festzustellen. Es trank gut an der Mutterbrust. Auch bei der Kindesmutter waren keine negativen Auswirkungen erkennbar.
Nach der Geburt wandte sich auch ihre private Situation wieder zum Guten. Nach ihrer Verheiratung entband ich sie noch fünfmal. Meine lange Anwesenheit bei bzw. vor ihren Entbindungen wirkte in suggestiver Weise immer sehr beruhigend auf sie. Meine Anwesenheit war für sie wichtiger als der Zuspruch ihres Ehemannes. Letztendlich war sie auch reifer geworden und hatte gelernt, ihren Körper besser unter Kontrolle zu bringen. Aber noch bei ihrer letzten Geburt sagte sie, daß sie nie geglaubt habe, daß man für ein Kind soviel Angst und Weh hätte. Doch Analgetika benötigte sie bei keiner Entbindung mehr.

Der Dezember war gekommen. Ein kleines - großes - Nikoläuschen wollte geboren werden. Ich war bei einer sehr kräftigen, wehenden Mutter. Sie wog mehr als 130 Kilogramm. Ihr drittes Kind hatte sich angesagt. Drei Stunden kämpften wir gemeinsam, bis sich endlich das kleine Fräulein durchgeschafft hatte. Es hat sich der Familie angepaßt und brachte stolze 4.640 Gramm auf die Waage. Aber man frage nicht, was es für ein Kampf war, dem 60 cm langen Kind mit einem Kopfumfang von 39 cm auf die Welt zu helfen, besonders deshalb, weil die Kindesmutter sehr klein war und ihre Beine kaum anheben konnte.
Gleich beim ersten Bad zeigte das Kind am rechten Oberarm Zerrungen. Die kinderärztliche Untersuchung ergab einen Schlüsselbeinbruch. Zur Unterstützung der Heilung bandagierte ich im Auftrag des Arztes das Ärmchen. Bereits nach 14 Tagen war alles in Ordnung.

Bald trafen wir die Vorbereitungen für unsere Silberhochzeit. Am ersten Weihnachtstag war es dann soweit. Noch wußte ich nicht, ob ich an diesem Tag zu Hause bei meinem Mann sein durfte. Doch dieses Mal nahmen die "Ungeborenen" Rücksicht auf uns. Keines "bohrte" den Bauch seiner Mutter an, sodaß ich unsere Silberhochzeit im Kreise meiner Familie und Freunde feiern durfte.

Aber ich war noch sehr müde, als es am zweiten Feiertag dann doch soweit war, daß zwei Kinder das Licht der Welt erblicken wollten. Dabei war ich froh, daß die beiden Geburten in angemessenem Abstand stattfanden.
Die erste Kreißende war eine erst fünfzehnjährige Mutter. Sie überstand ihre Entbindung gut. Am fünften Wochenbett-Tag aber bekam sie plötzlich starke Bauchschmerzen. Sie wurde sofort in die Klinik eingewiesen und mußte noch am gleichen Tag am Blinddarm operiert werden.
Die zweite Hausgeburt an diesem zweiten Weihnachtstag mußte leider mit einer manuellen Plazenta-Lösung im Haus beendigt werden. Dieses war für alle Beteiligten eine sehr unangenehme Sache.

Viele gute und schlechte Erinnerungen habe ich an dieses sehr arbeitsreiche Jahr mit 134 Hausgeburten. Das Neue Jahr durfte ich im Kreise meiner Familie beginnen - aber nur beginnen!

Um Mitternacht waren wir alle draußen auf der Straße, haben den Nachbarn ein "Prosit Neujahr" zugerufen und das glitzernde Feuerwerk gesehen. Wir waren vom Lichterglanz und den bunten Leuchtkugeln am Himmel fasziniert.
Mit gemischten Gefühlen dachte ich auch damals immer wieder an die leuchtenden "Christbäume" von 1944/45, die unsere Kriegsgegner am Himmel erstellten, um unsere Heimat auszuleuchten, damit sie ihre Bomben gezielter abwerfen konnten. Unsere Kinder können sich wohl darunter nichts vorstellen. Mögen sie es nie erleben müssen!

Um 0.30 Uhr kam dann ein Taxi angefahren, das mich zu einer Hausgeburt nach Darmstadt beorderte. Ich hatte offensichtlich das Telefon nicht gehört. Die Schwangere, die mit Geburtswehen ihr neuntes Kind erwartete, hatte telefonisch einen Taxifahrer gebeten, mir sofort Bescheid zu geben.
Ria war mit ihren acht Kindern allein zu Hause. Ihr Mann war mir von früheren Entbindungen sehr wohl bekannt als der "Herr im Hause". Aus jeder Geste war zu spüren, daß nur er das Sagen hatte. Er war am Altjahresabend in eine Gaststätte zum Feiern gegangen und nicht erreichbar. Er

war dort, wo er oft war, wo er sich wohler als bei seiner Frau und seinen Kindern fühlte.
Ich war sofort zur Kreißenden gefahren, die inzwischen das Baby alleine geboren hatte. Als ich das Kind abgenabelt hatte, badete ich es in einem anderen Zimmer. Hier bestaunten alle Geschwister den Neu-Ankömmling. Später, als ich fertig war und nach Hause ging, war der Kindesvater von seiner Zechtour noch immer nicht zurück. Er hatte ein grausames Gemüt, dieser Mensch. Welche Dämonen von ihm wohl Besitz ergriffen hatten? Erst früh morgens kam er stock-betrunken, taumelnd und polternd nach Hause und sah in seinem Zustand noch nicht einmal, daß seine Frau inzwischen geboren hatte. Der liederliche, willensschwache Mensch erwachte erst am späten Nachmittag, als er wieder Durst hatte. Jetzt erst sah er, daß seine Frau ihr Kind geboren hatte und fragte, seit wann denn dieser "Bams" da sei.
Die Männer sollten eigentlich auch einmal Kinder bekommen müssen, dann wäre vielleicht vieles anders auf der Welt.

Traurige Wirklichkeit

Elke wohnte in einer ca. 25 km entfernt liegenden Gemeinde. Sie erwartete ihr drittes Kind. Ihre beiden ersten Kinder hatte sie auch mit meiner Hilfe zu Hause geboren. Dieses Mal kam ein ausgetragener Junge von 2.300 Gramm in mangelhaftem Ernährungszustand *(pädatrophisch)* zur Welt. An der Plazenta waren reichlich Infarkte erkennbar, wodurch sich das Gewebe des Kindes nicht gut hatte entwickeln können. Niemand wußte warum, denn die Kindesmutter war weder eine Raucherin noch eine Trinkerin. Vorgeburtlich konnte man dieses damals auch noch nicht erkennen. Es fehlten die entsprechenden Apparate. Die Mutter päppelte ihr Kindchen selbst auf, wodurch es sich dann aber doch sehr bald erholte und auch weiterhin gut entwikkelte.

Die unangenehmen Entbindungen wollten kein Ende nehmen. Eine 39-jährige Siebtgebärende gebar ein mongoloides Kind. Diese Art von Schwachsinn war selbst für die Mutter sofort an dem Gesichtsausdruck des Kindes erkennbar.
Die charakteristischen Gesichtszüge zeigten nach außen angehobene Lidachsen, schmale Lippen und einen kurzen Nacken. Außerdem hatte das Kind abnorm überstreckbare Gelenke. Auch die Vierfingerfurche an beiden Händen war sehr deutlich sichtbar. Deshalb mußte ich sehr behutsam mit den Eltern über diesen schweren Schicksalsschlag sprechen. Es war ihr erstes geschädigtes Kind. Die Störungen waren schon im frühesten Schwangerschaftsstadium im Mutterleib aufgrund mangelnder Ausreifung der Keimzellen entstanden. Dies ist typisch für ein Kind zu alter Eltern. Schon nach wenigen Jahren mußte das Kind leider in eine Pflegeanstalt eingewiesen werden.

Einen ähnlichen Fall erlebte ich bei einer 44-jährigen Mutter. Auch sie mußte ein mongoloides Kind aufziehen. Es konnte jedoch glücklicherweise in der Familie bleiben. Aber sehr große Sorgen machten sich die Eltern darüber, wer sich wohl nach ihrem Tod um das arme Wesen kümmern würde. Da ihre beiden älteren Kinder die besondere Fürsorge ohnehin als Belastung sahen, wird dieses Kind wohl später als Pflegefall in einem Heim untergebracht werden müssen.

Bei Erika, einer achtzehnjährigen werdenden Mutter, waren bei meinem Eintreffen keine kindlichen Herztöne mehr hörbar. Sie sagte, sie spüre seit etwa drei Tagen kein Leben mehr und hätte gehört, das wäre normal, da käme das Kind bald. Ja, es kam bald, aber es war bereits im Mutterleib abgestorben. Noch vor der Geburt zog ich ihren Frauenarzt zu, der meine Befürchtung bestätigte. Nicht sehr gern leitete ich die Totgeburt. Der Arzt aber sagte: "In der Klinik kommt das Kind auch nicht lebend auf die Welt." In seinem Beisein gebar die junge Mutter zu Hause ihr mazeriertes Kind.
Wie ein Mangelchen sah es aus, ganz unterernährt. Es hatte Fäulniserscheinungen am ganzen Körper. Wo man es anfaßte, löste sich die Haut ab. "Verhungert im Mutterleib", sagte der Arzt. Da die Kindesmutter eine starke Raucherin war, hatte ich sehr viel Angst bei den beiden danach folgenden Hausgeburten. Diese Kinder wurden jedoch gesund geboren, aber sie waren beide wieder untergewichtig.

Noch mehr Unannehmlichkeiten bahnten sich an. So mußte ich eine 33-jährige Frau von ihrem achten Kind entbinden. Auch dieses war mazeriert. Bei meinem Eintreffen fragte ich die Kindesmutter, seit wann sie kein Leben mehr verspürte. Sie hatte gar nicht gemerkt, daß ihr Kind schon seit Tagen tot war.
Wenig später gebar eine einundzwanzigjährige Italienerin einen übertragenen Knaben von 2.400 Gramm. Erst viel später wurde bemerkt, daß er taubstumm war. Ob dieses mit dem Gewebeabbau durch die Übertragung zu tun hatte, ist mir leider unbekannt. Neun Jahre danach gebar diese Mutter ein gesundes Mädchen.

Eine Gastwirtin bekam ihr zweites Kind, ganz nach Plan. Zuerst gebar sie ein Mädchen, dann kam der Sohn. Doch zu unserem allergrößten Erschrecken brachte das Kind beiderseits Klumpfüße schwersten Grades mit auf die Welt.

Ich riet den Eltern zur sofortigen Behandlung, so wie wir es in der Ausbildung gelernt hatten: "Ehe es abgenabelt ist." Noch am gleichen Tag kam der Orthopäde ins Haus. Die Füßchen wurden gerichtet und der Gips täglich ambulant erneuert. Später mußte das Kind mehrere Male operiert werden, orthopädische Schuhe tragen und einiges mehr, bis in das Schulalter hinein. Nun kann der Knabe wenigstens gehen. Ohne die wissenschaftlichen Erkenntnisse auf diesem Gebiet hätte das Kind nie auf seinen Fußsohlen laufen können.

Kaum fünfzehn Jahre alt und schon Mutter! Es war ja nicht das erste Mal, daß ich ein solches junges Mädchen entbinden mußte. Für mich aber war es immer schlimm. Eine mir vorher unbekannte Schülerin gebar eine Fehlgeburt im fünften Monat. Mehr als drei Stunden mußte ich das jämmerlich weinende Kind trösten.
Als die junge Kindesmutter im Beisein ihres siebzehnjährigen Freundes, ihres Vaters und ihrer 33-jährigen Mutter endlich ihr totes Kind geboren hatte, hörte ich mit grenzenlosem Entsetzen ihre Mutter sagen: "Das ist ja ein richtiges Kind, hat Händchen und Füßchen und ist ein Junge." Da konnte ich nur sagen: "Was hätte es denn sonst werden können, als ein Menschenkind wie Sie und ich? Nur ist es jetzt tot, und keiner kann ihm mehr helfen!" Betroffen wurden viele Tränen geweint.

Nur eine Woche danach entband wieder ein junges Mädchen. Für sie und ihre Eltern war trotz des kindlichen Alters der werdenden Mutter das Austragen des zu Erwartenden ein heiliges Naturgesetz, obwohl sich der Erzeuger nicht zu den Folgen seiner Tat bekannte. Es wurde ein reifer Knabe von 3.800 Gramm geboren. Die Kindesmutter ging weiterhin zur Schule. Ihre Eltern zogen das Kind auf.

Ich wurde mit manch sonderbarer Situation konfrontiert. Eine kleine, sehr dicke Schwangere mit einer Hüftluxation meldete sich bei mir zu ihrer zweiten Entbindung an. Schon ihr erstes Kind hatte sie drei Jahre zuvor mit meiner Hilfe zu Hause geboren.

Jetzt war es wieder so weit. Ihre Wehen hatten angefangen. Dieses Mal traf ich sie im Bett liegend an. Ich war sehr erschrocken, denn bei ihrer ersten Hausgeburt konnte sie sich bis zu den Preßwehen frei bewegen. Ich fragte sie: "Ist die Blase schon gesprungen?" Sie verneinte und schilderte mir folgendes schreckliches Ereignis: Drei Tage zuvor war sie mit ihrem Töchterchen zum Einkaufen gegangen. Auf der Hauptstraße wurde ein Kanal ausgehoben, und es war abgesperrt. Auf dem Nachhauseweg war das kleine Wesen trotz mütterlicher Warnung so neugierig, daß die Mutter ständig Angst hatte, ihr Kind würde in den Schacht fallen. Immerfort rannte die Kleine vor, und die Mutter rannte ihr nach. Da geschah es: Nicht das Kind, sondern die hochschwangere Mutter rutschte ab und fiel in die Tiefe. Nur von Feuerwehrleuten konnte sie aus dem Kanalschacht geborgen werden, blutend an allen möglichen Stellen.
Zum Glück war außer diesen sicher sehr schmerzhaften Verwundungen nichts passiert. So konnte sie nur noch im Bett liegen. Schorf verschloß die blutenden Stellen. Jetzt mußte sie der Dinge harren, die da kommen würden. Drei Tage später kündigten die Wehen die Geburt an. Genau so schnell und so gut wie die erste Entbindung verlief auch diese Geburt, obgleich das Kind 4.500 Gramm Geburtsgewicht hatte. Ein Dammriß war entstanden, und während der Preßwehen platzten an beiden Knien die Wunden wieder auf, die nun gleich vom Arzt mitversorgt wurden. Aber nun hatte alles Zeit zum Heilen. Nach Beendigung des Wochenbettes waren alle Wunden weitgehend geheilt. Wieder einmal hatten Mutter und Kind einen Schutzengel gehabt.

Nach einem drückend heißen Sommertag wurde ich zu Irene, einer jungen werdenden Mutter gerufen. Ihr Schlafzimmer lag in friedlichem Halbdunkel. Sie stöhnte. Noch konnte sie es nicht verwinden, daß Wehen so weh tun können. Zunächst öffnete ich die Fenster, um in dieser schwülen Sommernacht etwas kühle Luft hereinzulassen. Ich setzte meine ganz Liebe und Zuwendung ein, um ihren Geburtsschmerz erträglich zu machen - ganz besonders deshalb, weil es ihr von den Eltern nicht leicht gemacht wurde, weil ..., ja weil sie eben ein Kind bekam. Hier fehlten die elterliche Aufklärung und die Liebe. Ich mußte sogar einmal ihre Mutter aus dem Zimmer verweisen, weil sie während der Wehen ihrer Tochter ständig Vorwürfe machte. "Rechtzeitige Aufklärung hätte diese Situation vielleicht verhindern können", erwiderte ich ihrer Mutter.

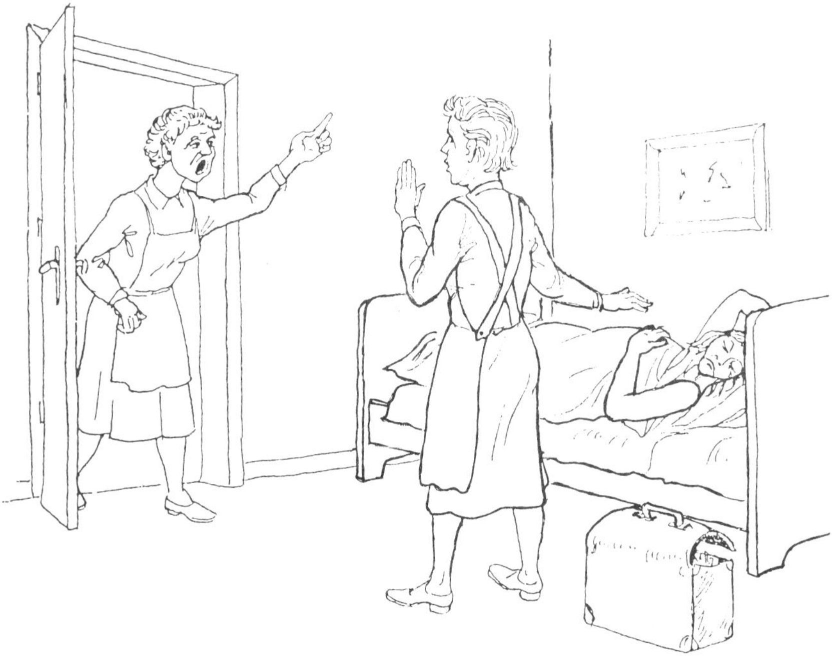

Das Schicksal schlug manchmal hart zu, wie in dem folgenden, tragischen Fall. Hildegard hatte ich schon einmal entbunden. Sie war auswärts auf einer Geburtstagsfeier und wollte es gar nicht glauben, daß sie ausgerechnet jetzt Wehen bekam. Diese Situation war ihr sehr peinlich. Sie ließ sich zu mir fahren, um sich untersuchen zu lassen. Ich mußte ihr sagen, daß das Kind sehr bald kommen würde. Wir gingen zusammen in ihre Wohnung. Dieter, ihr Mann, war auch da. Ihm ging es ganz offensichtlich schlecht. Fast teilnahmslos erlebte er die Geburt seines zweiten Sohnes.

Nach der geglückten Entbindung kümmerte ich mich auch um ihn. Mit schmerzverzerrtem Gesicht und gläsernen Augen sah er mich an. Als ich seinen Allgemeinzustand sah und seinen sehr hohen Blutdruck festgestellt hatte, half ich ihm ins Bett. Neben einer glücklichen Mutter lag teilnahmslos der todkranke Vater. Für ihn holte ich sofort den Arzt. Dieser verordnete ihm erneut ein Schmerzmittel und ging.
Bei meinem ersten Wochenbesuch am nächsten frühen Vormittag hatte sich der Zustand des Mannes eher verschlechtert als gebessert. Ich rief erneut den Arzt. So ging es noch einen Tag. Dann ging ich selbst zum Arzt und bat um eine Überweisung in ein Krankenhaus, die er mir nur sehr widerwillig gab. Ich sorgte für die Krankenhauseinweisung des jungen Mannes mit dem Notarztwagen. Danach versorgte ich Mutter und Kind. Dieter wurde nach einer ambulanten Untersuchung sofort mit Blaulicht in eine Universitätsklinik weitergeleitet, wo er leider noch am gleichen Abend verstarb.
Durch eine Obduktion wurde festgestellt, daß er eine starke Hirnhautentzündung und einen Tumor im Kopf hatte.
Es ergriff auch mich furchtbar. Der Mann war erst 25 Jahre alt gewesen. Ich blieb bei meiner jungen Wöchnerin und bei ihren zwei Kindern, während man ihren Mann und Kindesvater an die Mutter Erde zurückgeben mußte.
Jahre später heiratete diese Frau wieder. Aus ihrer zweiten Ehe wurden zwei Mädchen mit meiner Hilfe geboren. Inzwischen sind die Buben groß. Einer davon sieht genauso aus wie sein Vater. Mich schaudert immer, wenn ich ihn sehe. Aber wir dürfen nicht mehr traurig sein, denn unser Herrgott hat es so gewollt. Wir beten ja auch: "Herr, Dein Wille geschehe ..."

Wirtschaftliche Not, hervorgerufen durch das ewige Nichtstun des Vaters, erlebte ich in einer Großfamilie. Seit Jahren schaffte der Vater keinen Stich mehr. Schon zwölf Kinder hatte er gezeugt und noch weitere kamen hinzu. Immer wenn ich gerufen wurde, saß er bei seinem Bohnenkaffee und rauchte eine dicke Zigarre. Er redete nicht ein einziges Wort. In dieser Familie mußte ich ein Kind nach

dem anderen unter erbärmlichen Verhältnissen auf die Welt bringen. Einmal waren gar Zwillinge dabei.
Die Eltern hatten ihre Kinder noch nicht alle gezeugt, da wurden schon die beiden ältesten Töchter mit 14 und 15 Jahren schwanger. Die Kinder hatten schon das unbeherrschte Wesen ihrer Eltern mit auf die Welt gebracht. Sie entbanden zu Hause unter den gleichen Verhältnissen. Auch hier ging alles gut. Auch diese jungen Menschen werden einmal das gleiche oder ein ähnliches Leben führen wie ihre Eltern. Da helfen weder Bedauern noch fromme Sprüche. Hier helfen nur Taten. Da der Staat verpflichtet ist, wirtschaftliche Not mit wirtschaftlichen Mitteln zu beheben, wurden der Mutter und den flügge gewordenen Mädchen vom Sozialamt die Antibaby-Pille ins Haus gebracht, um die ungezügelte Vermehrung unter Kontrolle zu bekommen.

Bald war es Winter geworden. Es dämmerte sehr früh am Abend, und es begann zu regnen. Ich wurde gerufen. "Bei diesem Wetter jagt man keinen Hund vor die Tür", dachte ich. Aber die Pflicht ruft! Ich war froh, daß ich einen Wagen hatte, mit dem ich nach Mörfelden fahren konnte. Der Wind klatschte die schweren Tropfen gegen die Scheibe. Als ich in stockfinsterer Nacht dort ankam, holte mich die Kreißende an der Haustür ab. Ich kannte sie. Schon zweimal hatte ich sie entbunden. Bei ihrer zweiten Entbindung hatten wir eine Steißgeburt gut zu Ende gebracht. Jetzt hatte sie mehr Angst als je zuvor. Mal flauten ihre Wehen wieder ab, mal kamen sie wieder stärker. Wie sind doch Nachtstunden so lang und bang!
Ich war allein mit ihr. Ihre Kinder schliefen und der Mann hatte sich in der Küche dem Alkohol zugeneigt. Endlich war es soweit. Die Blase war gesprungen, und mit der übermäßigen Fruchtwassermenge *(Hydramnion)*, typisch für eine Mißbildung, kam ein Mädchen zur Welt.
Zu unserem größten Erschrecken hatte es im Nacken eine lebensbedrohliche Mißbildung. Es ragten gut pflaumengroße, nicht überhäutete Hirnwindungen heraus. Diese Mißbildung ist ein Hirnhautbruch und wird *Meningomyelozele* genannt. Sie entsteht schon bei der Eiteilung im frühe-

sten Schwangerschaftsstadium. Der Arzt überwies das arme Würmchen in das Kinderkrankenhaus. Dort wurde uns gesagt, daß keine Aussicht auf operativen Erfolg bestehe. So verstarb es dann sehr bald.
Wieder wurde ich mit einem unglücklichen Vorfall konfrontiert. Eine 31-jährige Frau aus einer Nachbargemeinde wurde von einer Sturzgeburt überrascht. Sie hatte ihr noch lebendes, schwer mißgebildetes Kind vor meinem Eintreffen geboren. Der ortsansässige Hausarzt war vor mir da.
Da lag nun das arme Kind mit einer länglichen (cyclomartigen) 2 cm dicken Geschwulst im Gesicht in Höhe der Nasenoberkante. Ab hier hing die Geschwulst circa acht Zentimeter lang herunter. Es reichte bis über den Mund und sah aus wie ein Rüssel. Darunter sah man durch eine große Öffnung in das Innere des kindlichen Kopfes hinein. Es war wirklich ein Gespött der Natur. Der Hausarzt holte den Notarzt, welcher den nahen Todeszeitpunkt des Kindes abzuwarten empfahl.

Eines Tages entband ich die Ehefrau von einem in einer medizinischen Spitzenfunktion tätigen Akademiker. Ihr Frauenarzt war bei der Hausgeburt zugegen. Zu unserem Leidwesen empfingen wir das Kind mit einer vermehrten Fruchtwassermenge. Es hatte einen Hydrocephalus. Dieser Wasserkopf war sofort durch die gespannte große Fontanelle erkennbar. Die Fontanelle ist die Stelle, an welcher die Schädelknochen rautenförmig begrenzt tastbar sind. Bei dem Neugeborenen war diese sehr gespannt, wodurch die Maßverhältnisse des kindlichen Kopfes wesentlich vergrößert waren.
Der Frauenarzt sorgte für die sofortige Einweisung des Neugeborenen in eine Universitätsklinik. Dort wurde festgestellt, daß das Kind außerdem noch einen großen Tumor im Kopf hatte. Trotz Operationen konnte ihm nicht geholfen werden. Nach einigen Wochen verstarb es.

Noch viel erschreckender war jedoch das manchmal unbegreifliche Verhalten einiger Patienten. Eines Nachts rief mich telefonisch der Hausarzt einer 18-jährigen Patientin in deren Wohnung mit den Worten, hier sei ein Kind gebo-

ren. Dieses stecke mit dem Köpfchen in der Toilette, ich möge es herausziehen.
Entsetzt fragte ich, wieso er es denn nicht herausgezogen habe. Er meinte, das sei meine Sache. Ich erklärte ihm, daß ich wegen einer solch kriminellen Handlung nur mit der Kripo kommen wolle. Der Arzt bestand aber darauf, daß ich allein kommen sollte. Ich hatte Bedenken, daß man hier vielleicht auf verbrecherische Weise eine Kind getötet habe. Deshalb informierte ich trotzdem die Kriminalpolizei. Verabredungsgemäß traf ich mich mit zwei Beamten in einer der Wohnung nahe gelegenen Polizeistation. Danach gingen wir gemeinsam in die Wohnung. Als wir kamen, war der Hausarzt nicht mehr da. Das Kind steckte noch mit dem Kopf im Abgang der Kloschüssel, Körper und Beinchen ragten heraus, noch verbunden mit der Nachgeburt, die auch dabei lag.
Im Beisein der Beamten, für die es ebenfalls ein grausiger Anblick war, mußte ich den drei Kilogramm wiegenden Knaben herausziehen. Er war frischtot. Danach kümmerte ich mich um die Kindesmutter. Sie lag weinend im Wohnzimmer. Ein Dammriß dritten Grades war entstanden. Zur Versorgung schickte ich sie in die Klinik.

Anschließend baten mich die Beamten mit auf das Revier zum Verhör. Der Fall kam zur Anzeige. Wie die Ermittlungen ausgingen, entzieht sich meiner Kenntnis. Ich wurde nicht als Zeugin vernommen.

Mir ist als Hebamme bekannt, daß bei Vielgebärenden wegen Ermüdung der Gebärmutter leicht eine Nachgeburtsblutung eintreten kann. Da dies eine Gefährdung des mütterlichen Lebens darstellt, lehnte ich bei einer schwächlichen Elftgebärenden die Hausgeburt ab, zumal ich diese Frau achtzehn Monate zuvor nach einer von ihr alleine durchgeführten Fehlgeburt im Koma angetroffen hatte.
Deshalb rief mich die Kreißende wahrscheinlich erst in der Austreibungsperiode. Sofort nach der Geburt setzte nun die von mir gefürchtete Atonie ein. Gegen ihren Willen ließ ich sie durch den Notarzt in die Klinik bringen. Bluttübertragungen halfen nichts mehr. Es blieb nichts anderes übrig,

als operativ die Gebärmutter zu entfernen. Trotzdem war die arme Frau leider nicht mehr zu retten. Wieder einmal mußte ärztliche Kunst in Ehrfurcht und Demut dem Schöpfer Vorrang lassen. Ich stand zitternd im Operationssaal dabei und mußte zusehen, wie das Leben dieser kinderreichen Mutter erlosch.
Schrecklichste Traurigkeit überfiel mich. Fast alle ihre Kinder mußten in Heimen untergebracht werden. Diese Kinder würden sicherlich erst nach vielen Jahren als Jugendliche oder Erwachsene wieder herauskommen, zumal sich ihr Vater nicht um sie kümmern wollte.

Immer mehr Gastarbeiter waren in unser Land gekommen. Eines Tages wurde ich nach bereits erfolgter Geburt zu einer türkischen Familie gerufen. Die Frau hatte sehr viel Blut verloren. Als der Notarzt eintraf, hatte sie bereits das Bewußtsein verloren. Vor der Überführung in die Klinik legte er der Patientin eine Infusion an. Im Krankenhaus waren mehrere Bluttransfusionen erforderlich. Erst zehn Tage später konnte die Wöchnerin entlassen werden.

Auch deutsche Frauen verschwiegen manchmal erblich bedingte Regelwidrigkeiten, wie Blutungen bei vorausgegangenen Geburten oder entsprechende Probleme ihrer Vorfahren. Wenn ich dann vor einer solchen Tatsache stand, war ich immer zutiefst erschrocken. Nicht selten mußte der Frauenarzt an Ort und Stelle Transfusionen durchführen. Öfters zwangen mich die Umstände in solchen Fällen, noch vor dem Eintreffen des Arztes die Atonie medikamentös anzugehen, um das Leben der mir anvertrauten Mütter zu schützen.

Arbeitsreiche Tage, zum zweiten Mal Großmutter und die tausendste Hausgeburt

Da ich mit Frauen jeden Alters und jeder Bevölkerungsschicht zu tun hatte, sammelte ich reichlich Erfahrungen. Ich war zur Vertrauensperson vieler Frauen geworden. Man kam zu mir mit allen möglichen Anliegen. Es waren nicht nur Frauen, die mich zwecks gewollter oder auch ungewollter Schwangerschaft aufsuchten. Es waren auch manchmal unglückliche Menschen, die keinen Ausweg mehr wußten. Ich nahm mir für sie Zeit und hörte zu. So fanden wir fast immer einen gangbaren Weg.
So kam einmal ein junges Ehepaar aus der Stadt zu mir, bei dem ich schon dreimal eine Hausgeburt gemacht hatte. Jetzt hatte sich ein viertes Kind angemeldet, und das sollte doch gar nicht auf die Welt kommen. In ihrem "Unglück" baten sie mich um Hilfe, das Kind abzutreiben. Sie waren sehr geknickt, als ich ihnen ganz deutlich sagte, daß ich zwar gelernt hatte, Kindern auf die Welt zu helfen, aber nicht aus der Welt.
Es war gar nicht so leicht, die Eltern davon zu überzeugen, daß es Gottes Wille sei, daß auch dieses Kind noch geboren werde, und daß es auch ein Recht auf Leben habe. Danach gingen sie betrübt, aber vielleicht auch ein wenig getröstet nach Hause.
Sieben Monate später war nun der Tag gekommen, an dem das vierte Kind, inzwischen gut entwickelt, nicht mehr allein im Bauch seiner Mutter bleiben wollte. Die Wehen waren in Gang gekommen und ich wurde gerufen.
Alles Vorausgegangene wurde mit keinem einzigen Wort erwähnt. Ich glaube, es war auch besser so. Vielleicht dachte man, die Hebamme habe es vergessen. Vergessen konnte ich es nicht, aber schweigen konnte ich. So war ich dann doch sehr froh, daß dieses süße Kind auch wieder mit Liebe aufgenommen wurde. Heute sind die Eltern sehr stolz auf ihren Sohn, denn er hat außer ihnen auch schon viele andere Menschen mit Musik erfreut.

Es war wieder Vollmond. Ähnlich wie am gleichen Tag des Vorjahres kamen wieder kleine Buben auf die Welt. Dies-

mal jedoch nur zwei. Wieder war ein Enkelsohn für uns dabei.
Gerade hatte ich eine Hausgeburt beendet, als ich von unserer Tochter telefonisch erfuhr, daß sie auch Wehen habe. Mein Mann und ich holten sie in ihrer 50 km entfernt liegenden Wohnung ab. Ich war sehr froh, daß es zeitlich gerade noch so reichte, um ihr Kind in unserer Wohnung gebären zu können. Unser zweites Enkelkind wollte mit seinem Bruder zusammen Geburtstag haben!

In der folgenden Zeit wurde ich weiterhin beruflich stark gefordert. Erst kamen wieder einmal drei Steißgeburten nacheinander.
Zuerst war es Bettina, die ihr drittes Kind aus erster unvollkommener Steiß-Fuß-Lage gebären mußte. Hier war ärztliche Hilfe vonnöten. Nur kurze Zeit später gebar die achtzehnjährige Isolde ihr erstes Kind aus zweiter reiner Beckenendlage so schnell, daß ein Arzt nicht mehr hinzugezogen werden konnte. Ich konnte ihr Kind nach Bracht entwickeln. Es war nicht einmal ein Dammriß entstanden. Schließlich gebar Monika schon wenige Minuten nach meinem Eintreffen mit mir allein ihr fünftes Kind, auch in Steißlage. So war ich doch sehr froh, daß alle diese regelwidrigen Geburten wieder gut über die Bühne gegangen waren.

Eine 33-jährige Kollegin, die als Anstaltshebamme tätig war, erwartete ihr erstes Kind. Sie meldete sich bei mir zur Hausgeburt an. Sie sagte, für sich selbst komme nur die Hausgeburt in Frage. Sie wolle ihr Kind gebären, wie sie geboren wurde, zu Hause mit der Hilfe einer Hebamme. Da in der Schwangerschaftsvorsorge keinerlei Regelwidrigkeiten festgestellt wurden, hatte sie sich guten Gewissens für die Hausgeburt entschieden. Sie hatte in der Klinik die verschiedensten Geburtsmethoden miterlebt, die Lytische Cocktail-Geburt, die Entbindung auf dem Gebärstuhl, die psychoprophylaktische Entbindung, und was dort sonst noch so alles möglich war. Sie scheute den Rummel in der Klinik und bereitete sich auf ihre Hausgeburt vor. Sie hatte ihren Körper ganz unter Kontrolle. So erlebte sie zu Hause

das normale Einsetzen der Eröffnungsphase ganz allein. Erst danach rief sie mich.
Knapp eine Stunde nach meinem Eintreffen wurde ihr kleines Mädchen geboren. Schon vor dem Abnabeln erkannte ich, obwohl das Kind kräftig schrie, eine unwahrscheinliche Bläue des kindlichen Köpfchens. Wir hatten beide keine Erklärung dafür, denn das Kind wurde sanft und gewaltlos geboren. Es war auch keine Nabelschnurumschlingung und kein Nabelschnurknoten vorhanden. Zunächst meinte meine Kollegin, sie habe in der Klinik schon soviele Kinder mit blauen Köpfchen gesehen. Wir zogen trotzdem sofort einen Kinderarzt zu. Er stellte keine Regelwidrigkeit fest und meinte, bis zum nächsten Tag sei das sicher wieder in Ordnung. Die Kindesmutter stillte sofort. Das Kind trank gut. Die Bläue des Köpfchens aber blieb.
Da es am nächsten Vormittag noch immer so war, informierte die Kindesmutter bereits vor meinem Eintreffen erneut den Kinderarzt. Dieser meinte, sie möge warten, bis die Hebamme käme. Aber dies war sie ja selbst auch. Im gleichen Augenblick kam ich. Wir beschlossen, sofort auf eigene Verantwortung den Notarzt zu holen. Dieser ließ das Kind in die Kinderklinik bringen. Dort wurde es eingehend untersucht. Es wurde festgestellt, daß es einen schweren Herzfehler hatte. Nur noch einen Tag lebte es.

Durch die Obduktion erfuhren wir, daß das Kind eine Herzmißbildung schwersten Grades hatte. Das Herz war zum Hohlmuskel ohne Trennwände der Herzkammern ausgebildet. Die Hauptschlagader verlief ohne ausreichende Äste abwärts, weshalb das Köpfchen nur schlecht durchblutet werden konnte. Der getrennte kleine Blutkreislauf fehlte ganz, sodaß man sich wunderte, mit wieviel Kraft das Kind Nahrung aufnehmen und atmen konnte und noch so lange lebte.

Wegen dieses tragischen Vorfalles haben die Arbeitskolleginnen zur Kindesmutter gesagt: "Hättest Du doch bloß..." undsoweiter undsoweiter. Erst nach Vorliegen des Obduktionsbefundes aus der Kinderklinik war auch ihnen klar, daß das Kind auch bei einer Klinikgeburt nicht überlebt hätte.

Ebenfalls eine Herzmißbildung bei einem Neugeborenen wurde uns nach der Entbindung einer 31-jährigen jugoslawischen Gastarbeiterin bestätigt. Es war ihre vierte Entbindung, jedoch die erste in Deutschland. Der Geburtsverlauf war völlig normal. Trotz guter kindlicher Herztöne wurde das Kind blaß-asphyktisch geboren. Der Notarzt leistete erste Hilfe bis zur Einweisung in die Universitätsklinik, wo das Kind letztendlich doch verstarb. Die Frau war bei mir vorher nicht angemeldet gewesen. Erst nach dem traurigen Vorfall sagte sie mir, daß ihre anderen drei in Jugoslawien geborenen Kinder auch wegen Herzmißbildung während bzw. sofort nach der Geburt verstorben waren. Solche Vorfälle waren auch für mich jedesmal sehr bedrükkend.

Wieder einmal hatte eine 23-jährige Kollegin, eine Anstaltshebamme, mit mir zu Hause entbunden. Schon vorher sagte sie ihren Kolleginnen, daß sie eine Hausgeburt beabsichtige. Alle sprachen sich dagegen aus, weil sie ihr erstes Kind bekam. Aber ohne jegliche Komplikationen schenkte sie zu Hause einem gesunden Mädchen das Leben. Deshalb bereute sie ihren Entschluß auch nicht.

An zwei aufeinander folgenden Nächten habe ich je eine Erstpara entbunden, und beide Male löste sich die Plazenta nicht. Trotz Injektion von Medikamenten waren auch keinerlei Lösungszeichen da. Geduldig warteten wir ab. Doch dann mußte ich die Frauen mit dem Krankenwagen zur ambulanten manuellen Plazenta-Lösung in die Klinik schicken, da deren Frauenarzt zu dieser Zeit Urlaub hatte.
Noch bevor die Ärzte im Kreißsaal mit Waschen und Desinfizieren fertig waren, bekam die erste der Frauen eine kräftige Wehe, mit welcher die Nachgeburt geboren wurde. Und im Sinne des Doppel der Fälle geschah es in der folgenden Nacht bei meiner zweiten Frischentbundenen auf genau die gleiche Weise. Selbst die Klinikärzte waren überrascht. Bei beiden Frauen waren die Kinder bereits seit drei Stunden geboren, bis endlich die Nachgeburt spontan und vollständig ausgestoßen wurde. Beide Wöchnerinnen konnten ohne ärztliche Hilfeleistung zum Glück sofort wieder

mit dem Krankenwagen zurück in ihre Wohnung gebracht werden.

Sie war eine verhärmte kleine Arbeiterfrau, sie hatte keine Unze überflüssiges Fleisch, von Fett ganz zu schweigen. Sie gebar ihr siebzehntes Kind. Ihr Mann rief mich. Aber als ich kam, hatte er schon das Weite gesucht. Gott sei Dank war es Nacht, und alle ihre anderen Kinder schliefen. Wieder krümmte sich die Kindesmutter und rang für ein neues Leben, welches ein Stück ihres Herzens mitnahm. Ich war froh, daß bei dieser Vielgebärenden wieder alles gut ging. Auch ihr hatte ich zur Klinikentbindung geraten, wegen der Gefahr einer Atonie durch Übermüdung der Gebärmutter. Aber sie lehnte meinen Vorschlag ab. So verblieb mir nur, sie alle Jahre wieder zu entbinden. Ich war froh, daß das ihr letztes Kind war.
Wenige Wochen danach habe ich ihre fünfzehnjährige Tochter von einem Söhnchen zu Hause entbunden. Auch dieses Kind war willkommen. Die Kinder wurden alle zusammen groß.

Ich war wieder einmal auf dem Weg zu einer Geburt, als ich um Mitternacht vor einem geschlossenen Bahnübergang zu

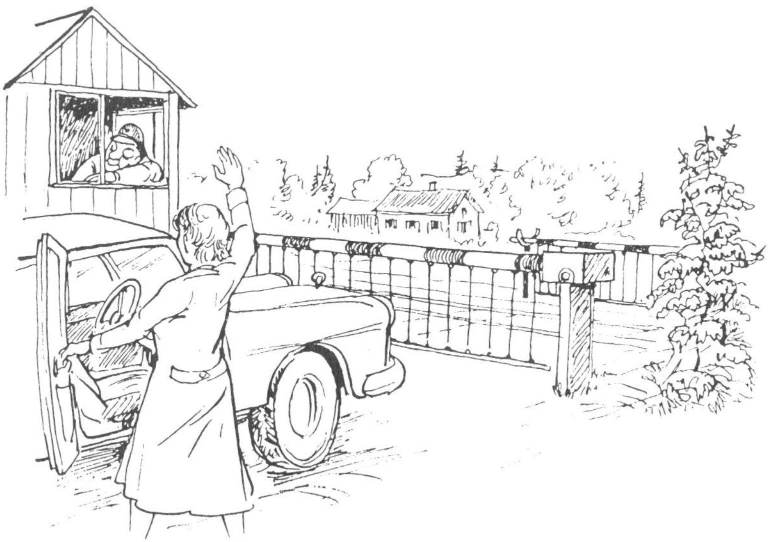

stehen kam. Ich war sehr müde, weil ich auch schon in der vergangenen Nacht einem kleinen Kind auf die Welt geholfen hatte. Jetzt nützte ich die Gelegenheit als willkommene Ruhepause. Sicher bin ich für kurze Zeit im Auto eingeschlafen. Erschrocken sah ich zehn Minuten später auf die Bahnhofsuhr. Weil die Schranken noch immer geschlossen waren, stieg ich aus um zu sehen, ob aus irgend einer Richtung ein Zug käme. Weder links noch rechts war etwas zu sehen. Kein Mensch war vor mir, keiner hinter mir. So stieg ich wieder in meinen Wagen und hupte kräftig. Darüber muß der Schrankenwärter aufgewacht sein. Jedenfalls öffnete er mir die Schranken und schloß sie hinter mir gleich wieder. Wahrscheinlich war auch er müde und hielt wohl aus Vorsichtsgründen den Übergang geschlossen.
Nun war ich wieder hellwach. Das war auch gut so, denn als ich zu Ursula kam, war es "Hoch-Zeit". Die Blase war schon gesprungen, und das kindliche Köpfchen war sichtbar. Dabei hatte die Kreißende dieses Mal eigentlich in der Klinik entbinden wollen, weil die Wohnverhältnisse für die Geburt eines Kindes äußerst ungünstig waren.
Ursula war gar nicht auf diese schnelle Geburt eingestellt und wollte nun trotzdem noch in die Klinik. Ihr Wunsch war mir Befehl. Das Kind mußte ins Kinderkrankenhaus verlegt werden. Die Entbundene kam gleich auf die Wochenstation, da bei ihr alles in Ordnung war. Es war nicht einmal eine Naht zu machen. Inzwischen war es drei Uhr in der Nacht.
Am frühen Morgen bei der ersten Begegnung der Wöchnerin mit der Stationsschwester kam es zu Meinungsverschiedenheiten. Jedenfalls rief mich die Wöchnerin noch am Vormittag an und teilte mir mit, daß sie und ihr Kind wieder zu Hause seien und bat mich um die Wochenpflege in ihrer Wohnung.

In einer hellen und kalten Vorfrühlingsnacht 1969 wurde ich zu einer in schlechten häuslichen Verhältnissen lebenden Viertgebärenden gerufen. Wieder eine Familie, die nur von der Hand in den Mund lebte und kein Geld hatte. Es war auch kein Hausbrand da. Gerade jetzt wollte das Kind auf die Welt kommen. Ich hätte sie sehr gern in die Klinik abgegeben. Aber das lehnte sie ab. Einen Automaten

für Strom habe ich mit einigen Fünfzigpfennigstücken gefüttert. Dafür hatten wir dann wenigstens Licht und warmes Wasser. Mit einem elektrischen Heizgerät konnten wir das Zimmer erwärmen, bis das Kind geboren war.
Danach saß ich eine ganze lange Nacht bei Judith, einem sehr jungen Mädchen, bis ihr Kind endlich geboren werden konnte. In den Wehenpausen haben wir viel zusammen geredet, wir haben Namen erwogen für das Kind, wieder verworfen und wieder neu erwogen. Wie gerne half ich ihr. Das Mädchen war lieb und anhänglich und ist es auch immer geblieben. Sie stammte aus einer sehr netten Familie, deren Haushebamme ich seit eh und je war.
Ihre Mutter hatte ich auch von ihren vier Kindern entbunden. Es freute mich sehr, daß ihr die Eltern in ihrer schweren Stunde beistanden und ihr in der folgenden, nicht sehr leichten Zeit halfen, bis sie auf eigenen Füßen stehen konnte.

Muttertag. Ein schöner Tag, Mutter zu werden! Für mich war es die tausendste Hausgeburt. Eigentlich ein Grund zum Feiern! Doch für die Frau, die ich an diesem Tag entbunden habe und für viele Angehörige bzw. Betroffene war es ein tragischer Tag.
Bei dieser 22-jährigen, ledigen Erstgebärenden, die sich wenige Tage zuvor bei mir angemeldet hatte, hatten die Wehen eingesetzt. Die Geburt verlief relativ gut. Der ganze Kummer war, daß der Kindesvater bereits verheiratet war und Kinder hatte. Er lebte noch mit seiner Ehefrau in einem Haushalt, stand aber zu seiner jungen Geliebten.
Es war schlimm für alle Beteiligten. Aber es kam noch viel schlimmer, denn ein Jahr später kam aus dieser Verbindung ein zweites Kind auf die Welt. Nach fast zehn Jahren bekam diese noch immer ledige Mutter ihr drittes und ein Jahr danach ihr viertes Kind. Auch diese Kinder hatten denselben Vater. Erst dann, nach so vielen Jahren, trennte sich der Kindesvater von seiner Ehefrau und lebt heute mit seiner zweiten Familie. Schicksale sind es, über die wir kein Recht haben, zu urteilen.

Gewitter, Vollmond und Unerwartetes

In einer tief bewölkten Nacht fuhr ich in ein Dorf zu Irene, der Ehefrau eines Dachdeckers. Es rumpelte in allen Ecken und Enden, als ob ein schweres Gewitter in der Luft läge. Es regnete. Die junge Frau war froh, daß ich nun bei ihr war.
Das "Gerumpel" ging weiter, fast bis zwei Uhr, bis endlich das Kind geboren wurde. Plötzlich war alles vorbei: die Geräusche von oben und das Stöhnen der Mutter.

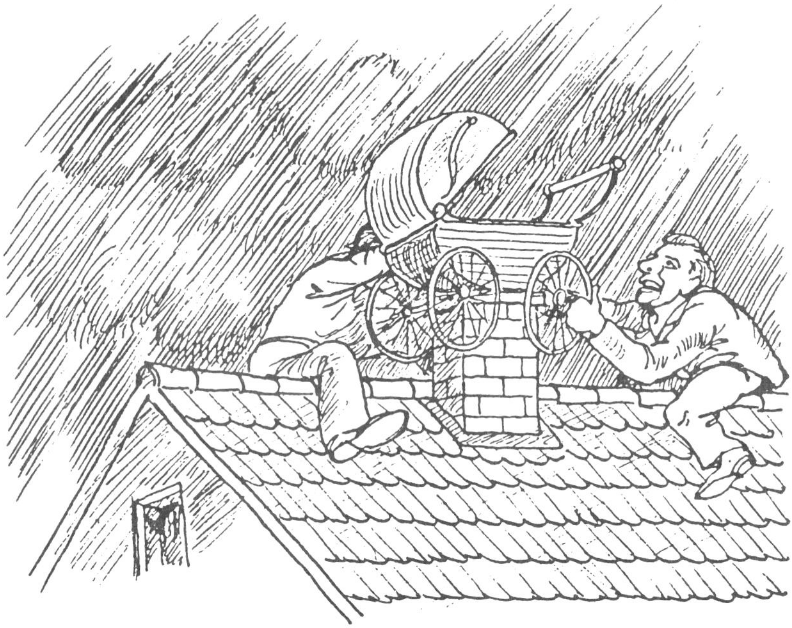

Nichts ahnend fuhr ich bei Tagesanbruch nach Hause. Als ich am gleichen Tag mittags meinen ersten Wochenbesuch dort machte, sah ich schon aus einiger Entfernung auf dem Haus am Kamin einen ausgedienten Kinderwagen stehen. Dieser war in jener Nacht von Arbeitskollegen des Kindesvaters auf das Dach geschafft worden. Sie wußten von ihm, daß sich über Nacht was tun könne bei seiner Frau, weshalb er möglicherweise am nächsten Tag nicht zur Arbeit kommen könne. Deshalb hatten diese ihm einen Streich gespielt, hatten in der Nacht unter Ausnützung des Gewitters dieses "Monstrum" auf das Dach des Hauses gebracht, und niemand hatte es gemerkt. Die Überraschung war gelungen!

Daß die Nacht nicht allein zum Schlafen da ist, wußte ich schon lange. Wenn abends der goldene Mond in seiner ganzen Größe am Himmel erstrahlte, fragte ich mich oft, ob ich mich überhaupt zum Schlafen hinlegen oder besser gleich aufbleiben sollte.

Die Vollmondnächte Mitte Juli forderten jetzt wieder ihren Tribut. Es gab drei Hausgeburten hintereinander, ohne daß ich zwischendurch nur eine Minute mein eigenes Bett gesehen hatte. Es war hart, denn niemand durfte merken, daß auch ich einmal müde war. Aber jedesmal, wenn ich aufs neue gefordert wurde, war jegliche Müdigkeit vorüber. Ich glaube, das liegt in der Natur der Sache, in der eigenständigen Verantwortung als Hebamme für ihre Schutzbefohlenen.

Ein Problem gab es für mich manchmal auch, wenn im Zentrum der Stadt wohnende Frauen Hebammenhilfe benötigten. Es war meistens sehr schwierig, einen geeigneten Parkplatz zu finden.

Wieder unterwegs zu einer Hausgeburt parkte ich meinen Wagen auf einem sehr breiten Bürgersteig vor dem Haus, in dem das Kind erwartet wurde. Dieser war nicht als Parkzone ausgewiesen. Mein Auto behinderte aber niemanden. Ich nahm meinen Hebammenkoffer, die Wochenbettpakkung usw. und schleppte alles in die Wohnung im dritten Stock, wo das Kind geboren werden sollte.

Einen Aufzug gab es nicht. Ziemlich k.o. kam ich oben an. Nach vier Stunden war das Kind auf der Welt. Bis ich nach getaner Arbeit gehen konnte, waren weitere zwei Stunden vergangen.

Jetzt half mir der frischgebackene Vater, meinen Koffer nach unten zu tragen. An der Autoscheibe fand ich ein

Strafmandat. Es war nicht das erste! Ich habe deswegen eine in der Nähe stehende Politesse angesprochen. Sie meinte, auch mir als Hebamme stünde es nicht zu, auf dem Bürgersteig zu parken, ich möge in das nahe gelegene Parkhaus fahren. Ich bat sie, probeweise meinen Koffer und die anderen Sachen anzuheben, und sie möge mir dann sagen, ob es mir zuzumuten sei, vom Parkhaus hierher und in den dritten Stock gehen zu müssen und dann noch eine Geburt zu leiten. Sie meinte jedoch, das sei mein Bier. Sie ermahnte mich, stornierte jedoch das Strafmandat.
Nach diesem Vorfall beantragte ich auf dem Polizeirevier eine Park-Sondergenehmigung, die mir nach einiger Zeit auch erteilt wurde.
Ein Jahr danach benötigte mich diese junge Politesse. Als ich zu ihr kam, sagte ich ihr, daß ich, ehe ich ihr helfen könne, erst meinen Wagen an einer anderen Stelle parken müsse. Sie gestand mir dann, daß sie es tatsächlich war, die mir damals das Strafmandat erteilt hatte, und daß sie nie wieder eine Hebamme aufschreiben wolle. Dieses Problem war nach der erteilten Sondergenehmigung ohnehin weitgehend gelöst.

An einem heißen Sommertag überraschte uns ein Zwillingspärchen. Gerlinde aus meiner Heimatgemeide hatte sich rechtzeitig bei mir angemeldet. Zuvor hatte ich sie schon zweimal zu Hause entbunden. Die kugelrunde Mutti hatte bei ihrem Frauenarzt alle Vorsorgeuntersuchungen in Anspruch genommen. Dennoch deutete nichts auf Zwillinge hin. Ultraschall, womit man die Zwillingsschwangerschaft hätte feststellen können, gab es noch immer nicht. Eines Nachmittags wurde ich gerufen. Nur eine halbe Stunde später wurde aus erster Hinterhauptslage ein ausgereifter Knabe von 52 cm Länge und einem Geburtsgewicht von 3.200 Gramm geboren.
Ab jetzt wußten wir, was es geschlagen hatte. Wir benachrichtigten ihren in Darmstadt wohnenden Frauenarzt. Der zweite Zwilling stellte sich in Steiß-Fuß-Lage ins Becken ein. Nach fünfzehn Minuten sprang die zweite Blase. Noch immer warteten wir auf den Arzt. Es war gerade Hauptverkehrszeit, sodaß er nicht so schnell da sein konnte wie das

kleine Zwillingsmädchen. Wieder stand ich allein vor dieser Situation. Ich mußte das Kind aus unvollkommener Steiß-Fuß-Lage entwickeln. Es war 57 cm groß und brachte stolze 4.020 Gramm auf die Waage. Für meine Hilfe bedankte sich das süße Mädchen sofort mit kräftigem Geschrei.
Als der Arzt eintraf, war auch die Plazenta da, und waren die Kindlein gebadet. Mutter, Vater und auch die Hebamme strahlten glückselig! Wenn ich heute noch einmal darüber nachdenke, muß ich immer wieder sagen, es war doch unwahrscheinlich schwer und schön zugleich, was auf dem Gebiet der Geburtshilfe zu Hause mit Gottes Hilfe getan werden konnte.

Es war eine warme Sommernacht, als ich gegen Sonnenaufgang von einem aufgeregten Ehemann angerufen wurde. Er bat mich, sofort zu kommen, denn seine Frau säße auf der Toilette und das Köpfchen des Kindes sei bereits geboren. Offensichtlich war sie von einer Sturzgeburt überrascht worden.
Eilends wollte ich zu ihr. Aber ein geschlossener Bahnübergang verhinderte wieder ein rasches Vorankommen. Als ich endlich die Wohnung erreichte, saß die Kindesmutter auf der Bettkante, die Nabelschnur in ihrer Hand zusammendrückend. Meine erste Frage, wo das dazu gehörende Kind sei, beantwortete mir spontan der Vater: "Es liegt im Bad auf der Waschmaschine, ich habe es mit einer Schere von seiner Mutter getrennt und eingepackt dorthin gelegt." Als ich dies hörte, war ich sehr erschrocken, weil ich Angst hatte, das Kind würde verbluten. Der Kindesvater aber hatte gesehen, daß aus dem Nabel Blut floß und hatte deswegen bei dem Kind einen Knoten in die Nabelschnur gemacht. Es war keine schlechte Selbsthilfe, die er geleistet hatte!
Auch das Wochenbett dieser Mutter verlief dann zum Glück komplikationslos.

Noch immer war die Hausgeburt die Regel

Die Regelwidrigkeiten wollten im Augenblick kein Ende nehmen. Als ich zur nächsten Hausgeburt kam, erschrak ich wieder wegen der herausragenden Füßchen des Kindes. Wieder eine Steißlage!
Ich rief den Arzt. Aber die Geburt war schon weit fortgeschritten, die Kindesmutter preßte, und ich mußte das Baby nach "Veit-Smellie" entwickeln. Es war gar nicht so leicht für mich allein. Gottlob hat sich das Kind nach dieser Prozedur sehr bald durch kräftiges Schreien beschwert. Nun konnte auch ich wieder aufatmen.

Noch immer und immer wieder war die Hausgeburt die Regel. Die Frauen suchten in ihrer schweren Stunde Geborgenheit in der Familie oder bei ihren Angehörigen.
In den umliegenden Kliniken sah man es damals noch gar nicht gern, wenn der Ehemann, der Partner oder die Freundin bei der Geburt zugegen sein wollten. Meist wurde es abgelehnt. Das war wohl mit ein Hauptgrund dafür, daß viele Frauen es vorzogen, ihr Kind in häuslicher Atmosphäre zu gebären. Es gab auch fast nie Schwierigkeiten bei den gut geleiteten Hausgeburten, auch nicht während des Wochenbettes. Auch die Kinderversorgung und die Haushaltsführung waren stets gesichert.
Es war ein grauer Novembertag, als ich eine 29-jährige Frau von ihrem fünften Kind entband. Wieder war es ein Mangelchen wie die ersten vier auch. Alle Kinder wogen knapp zwei Kilo, und alle kamen für eine gewisse Zeit in die Kinderklinik.
Die Mutter gab an, noch nie geraucht zu haben. Den Grund für diese Unterentwicklung bei einer vollen Reifezeit konnte niemand feststellen. Ob dies wohl erblich bedingt war? Wie dem auch sei, all ihre Kinder entwickelten sich nach dem Krankenhausaufenthalt gut.
Endlich hatte ich es wieder mit normalen Hausgeburten zu tun, bis ich eines Tages - leider wieder unangemeldet - zu der Zwillingsgeburt einer Italienerin gerufen wurde. Der erste Zwilling war bereits in Beckenendlage alleine geboren, und vom zweiten Zwilling war die nicht mehr pulsierende Nabelschnur vorgefallen.

Der zugezogene Hausarzt hat die tote Querlage auf den Fuß gewendet und selbst entwickelt. Das erste Kind hatte mit 2.400 Gramm gute Lebenschancen.

Über mehrere Stunden zog sich die Entbindung der siebzehnjährigen Anni hin, bis sie ein übergroßes Mädchen von 4.880 Gramm geboren hatte. Ihr Ehemann hatte ihr viel Mut zugesprochen, besonders bei den langen Preßwehen. Immer wieder sagte er zu ihr: "Für jedes "Pfund" Kind bekommst Du zwei rote Rosen und die Hebamme eine." Endlich nach Durchführung einer Episiotomie, hatten wir es geschafft. Der Vater hielt Wort. Die Mutter bekam 20 und ich 10 rote Rosen.

Auch bei der darauf folgenden Hausgeburt hatte es die junge Mutter recht schwer. Hier dachte ich wieder daran, daß eventuell eine Episiotomie angelegt werden müsse. Deshalb verständigte ich ihren Frauenarzt. Leider ließ dieser mir ausrichten, daß die Hebamme sich einen anderen Arzt suchen möge. Er habe kein Nahtbesteck. Ich fand sein Verhalten empörend. Es war auch das erste Mal, daß sich ein Arzt so verhielt. Er wußte doch, daß seine Patientin zu Hause entbinden wollte. Ihr hätte er gleich sagen können, daß er zur Geburt nicht käme. Ich konnte mit viel Mühe den Damm der Patientin erhalten und bin heute noch der Überzeugung, daß das Verhalten des Arztes nicht richtig war.

Nach dem geschilderten Vorfall kaufte ich mir zwei Nahtbestecke, um immer mindestens eines steril parat zu haben, damit ich es dem Arzt gegebenenfalls anbieten konnte. Diese Instrumente haben dann viele Ärzte auch benutzt.

Noch vor zwei oder drei Jahrzehnten glaubten viele Menschen, das Kinderkriegen setze immer eine Eheschließung voraus. Inzwischen ist dies keine vorherrschende Meinung mehr. Die Zeit hat sich gewandelt. Es gibt nicht mehr nur ungewollte uneheliche Kinder. Manche Paare sehen im Trauschein neue Schwierigkeiten und wollen ihre Kinder absichtlich unverheiratet gebären. Auch ihnen half ich gern und versuchte, den Neuankömmlingen den Start ins Leben zu erleichtern.

Kap. V Beginn einer neuen Zeit - Die siebziger Jahre

Immer weniger Hebammen bekannten sich zur Hausgeburt, aufs neue Großmutter

Viele Mütter zogen es nun vor, ihr Kind in der Klinik zu bekommen. Ich wurde jedoch fast immer vorher gerufen. So wurde ich von mancher als Begleitperson auf dem Weg zur Klinik gerufen, um sicher zu sein, daß unterwegs nichts passiert. Andere wiederum riefen mich, um nicht zu früh in die Klinik zu müssen, und wieder andere entbanden dann so schnell, daß es nicht mehr reichte, rechtzeitig in die Klinik zu gelangen. Dann war man froh, daß die Hebamme da war.

So kam es, daß ich zu Erika, die ihr zweites Kind erwartete, erst gerufen wurde, als sie bereits Preßwehen hatte. Sie mußte zwangsläufig ihr Kind zu Hause gebären. Obgleich alles in Ordnung war, wollte sie jetzt noch zur Wochenpflege in die Klinik. Ihre Begründung war, daß sie durch ihren dreijährigen Sohn zu Hause keine Ruhe habe. Mit dem Krankenwagen wurde sie als Privat-Patientin mit ihrem Kind in die Klinik gebracht. Ihre Mutter durfte dort auch den ganzen Tag bei ihr sein. Zu Hause versorgte die Schwiegermutter Sohn und Enkel.
Als die Wöchnerin mit ihrem Kind nach Hause kam, klagte sie, daß sie in der Klinik keine Ruhe gehabt hätte. Viertelstündlich sei die Straßenbahn vorbeigerauscht. Nun, sie mußte eben ihre eigene Erfahrung machen.

Obgleich ab jetzt so manche Geburt in die Klinik verlegt wurde, so wurde mein Tätigkeitsfeld doch immer größer. Immer weniger Hebammen bekannten sich zur Hausgeburt. Viele Kolleginnen hatten aufgehört oder arbeiteten in der Klinik. Ich aber blieb bodenständig wie eh und je.
In der hiesigen Umgebung war ich inzwischen die einzige motorisierte Hebamme für die freie Geburtshilfe. Mit vielen niedergelassenen Gynäkologen hatte ich eine gute Zusam-

menarbeit, wodurch ich im Notfall selten allein stand. Wenn ich trotzdem ausnahmsweise für eine Damm-Naht niemanden hatte, mußte ich diese ambulant in der Klinik durchführen lassen. Selten wurde es notwendig, eine angefangene Hausgeburt zur ambulanten Beendigung einzuliefern.

Meine Arbeit wurde mehr und mehr, und mit den Anforderungen steigerten sich meine Kräfte. Ich hatte einen ungebremsten Elan. Außerdem verschafften mir die reiche Berufserfahrung und ein wachsendes Wissen ein neues Selbstbewußtsein. Gerade jetzt wurde mir vollends klar, daß ich meinen Beruf nicht eintauschen wollte gegen den Beruf Hausfrau. Dafür war ich jetzt allzu sehr mit dem Hebammenberuf verwurzelt. ... Aber ich war mir dessen Schattenseiten nicht bewußt. Noch immer bildete ich mir ein, daß mir meine Arbeit über so manches Negative im Leben hinweg helfe. Aber ich hatte mich getäuscht. Dadurch entstand dies erst. Ich wurde mitgerissen in einem Strom, in dem ich kaum mehr die Kraft hatte, gegenzusteuern. Für mich gab es keinen freien Sonn- oder Feiertag, kein freies Wochenende. Immer wieder neue Geburten, neues Leben und Anerkennung von fremden Menschen befriedigten mich. Oft kam ich erst nach mehr als dreißigstündiger Arbeitszeit nach Hause. Ich war zum Arbeitstier geworden. An mich selbst hatte ich schon lange nicht mehr gedacht. Meine Familie hatte ich dabei sträflich vernachlässigt.

Die Vollmondnächte überforderten mich so sehr, daß ich leicht reizbar und manchmal unausstehlich wurde. Dadurch hatte es meine Familie mit mir manchmal schwer. Aber das wachsame Auge und die resolute Eigenart meiner Mutter sorgten dafür, daß mir meine Arbeit nicht zum Verhängnis wurde, und langsam wurde mir bewußt, daß diese Arbeitsbelastung auch meinem Mann nicht gefallen konnte. Ich sollte nur die Hälfte arbeiten, meinte er. Doch leider war dies zunächst nicht möglich. Ich konnte nicht einer Frau meine Hilfeleistung bei der Hausgeburt zusagen und diese bei einer anderen Frau ablehnen. Bei mir hieß es: Alles oder nichts! Diese Situation begann mich allmählich sehr zu bedrücken.

Zwischenzeitig hatte sich bei uns zu Hause neues Leben angekündigt. Unsere jüngste Tochter war in Erwartung ihres ersten Kindes. Ich bangte sehr um sie, weil sie eine Beckenniere hat. Sie war in gynäkologischer Vorsorge. Ihr wurde die Entbindung durch Kaiserschnitt (Sectio) in Aussicht gestellt, und wir machten uns alle deshalb große Sorgen um sie.

Aber die Zeit hielt nicht inne. Bei allem Kummer mußte ich weiterarbeiten. Da kam ganz überraschend wieder einmal ein Zwillingspärchen. Eine Flüchtlingsfrau, die in einem Heim in Worfelden untergebracht war, bekam Wehen. Ich wurde zu der mir bislang unbekannten Kreißenden gerufen. Es war kaum mehr eine äußere Untersuchung möglich. Ihr Bauch war straff.

Bei der vaginalen Untersuchung sprang dann bei vollständig eröffnetem Muttermund die Blase. Für die junge Mutter, für die Heimleiterin und für mich kam sofort und unerwartet ein ausgereifter Knabe von 3.160 Gramm in Schädellage. Der erste Zwilling war geboren. Dann sprang die Blase des zweiten Zwillings. Ein Arzt aus einer Nachbargemeinde wurde verständigt. Noch ehe er eintraf, erblickte das zweite Zwillingskind, ein Mädchen von 2.800 Gramm, das Licht der Welt. Zwei süße rosige Babys blickten uns entgegen in einer ganz besonders für ihre Mutter sehr schweren Zeit.

Mit Gottes Hilfe vergingen die folgenden arbeitsreichen Wochen. In der Nacht, vor der Geburt unseres Enkelkindes, war ich noch bei zwei Hausgeburten tätig.

Als ich nach Hause kam, eröffnete mir unsere Tochter, daß auch sie Wehen habe. Alle naturbedingte Müdigkeit war vorüber. Dafür war wieder die Angst um die Tochter da. Erneut tauchte die bange Frage auf: Warum muß gerade sie durch Kaiserschnitt entbunden werden? Ich war doch schon so vielen Regelwidrigkeiten Herr geworden. Ich untersuchte sie, zitterte und betete.

Fast unglaublich erschien es mir, daß jetzt doch das kindliche Köpfchen in das kleine Becken eingetreten war. Die Kreuzbeinniere war nicht mehr tastbar. Wo war sie? Der Muttermund war fast vollständig eröffnet. Es ging dann alles sehr schnell. Ich legte eine Episiotomie an, wonach sehr bald unser Enkelsohn mit einem Geburtsgewicht von 3.770 Gramm geboren wurde.

Dann kam der Arzt zur Versorgung der Naht. Trotz höchster körperlicher und seelischer Anforderungen war ich von großmütterlicher Freude erfüllt. Dazu kam noch das Glücksgefühl der überstandenen Entbindung. Das Wochenbett verlief normal.
Bei der Nachuntersuchung unserer Tochter konnte festgestellt werden, daß die Beckenniere keinen Schaden genommen hatte. Wir waren alle glücklich!
Jetzt lebten wir nicht nur mit drei, sondern mit vier Generationen zusammen auf einem großen Grundstück mit ausreichend Wohnraum und durften erleben wie unser Enkelkind hier geboren wurde und auch hier aufwuchs.
Wir als Eltern, die wir unsere Kinder und Enkelkinder eine Wegstrecke begleiten dürfen, haben währenddessen wunderbare Beobachtungsmöglichkeiten über ihre Entwicklungsrichtungen. Wir entdecken Verschiedenheiten, ihre "mitgebrachten" Anlagen, unterschiedliche Veranlagungen und Begabungen und spezielle Fähigkeiten unserer Kinder, die ihren individuellen Lebensweg bestimmen. Wir haben jeden Grund, unserem Herrgott dafür dankbar zu sein.

Wandel in der Geburtshilfe

Eine fünfzehnjährige Schülerin gebar einen kleinen Knaben. Neben dem Bett stand ihr Schulranzen. Sie weinte sehr. Mit unzähligen Streicheleinheiten habe nicht nur ich sie getröstet, sondern auch ihre Mutter. Dadurch hatte die Kleine ihre Geburt doch relativ gut überstanden. Das Kind blieb in der Familie, die Großmutter zog es groß.
Danach entband ich eine 38-jährige Patientin von ihrem fünften Kind. Ihr Ehemann war 75 Jahre alt, ein Greis schon. Alles waren Einzelschicksale, jedes auf seine Art.

Mich persönlich überfiel immer wieder einmal ein seelisches Tief, was eventuell auch durch meine Wechseljahre bedingt gewesen sein könnte. Ich mußte über meine eigenen Probleme nachdenken und versuchen, eine Lösung zu erreichen. Ich, die "harte Unerbittliche", wie oft habe ich geweint, bis ich es endlich begriff: Alles Große muß mit Herzblut bezahlt werden, und jedes reiche Leben muß mit innerer Notwendigkeit immer ein schweres Leben sein.
Ich dachte auch darüber nach, wie schlimm es für meine noch sehr rüstige 78-jährige Mutter wäre, sie schon jetzt vom Kochtopf zu verdrängen. Deshalb war ich bereit, weiter zu arbeiten. Aber es mußten Kompromisse gemacht werden. So manches, was über meine Kräfte ging, gab ich ambulant an die Klinik ab, um dadurch für meine Familie mehr Zeit zu haben.

Im breiten Rahmen begann sich die Geburtshilfe zu wandeln. Die Klinikgeburt wurde propagiert. In großen Lettern prangte in der Zeitung: "Die Geburt ist die gefährlichste Zeit im Leben eines Menschen." Dadurch wurden viele, einst so häuslich-familiäre Ereignisse der Geburt auf die unpersönliche "Gebärfabrik" der Kliniken verlagert.
Ärzte sahen die Entbindung im allgemeinen nicht mehr als einen normalen, natürlichen Vorgang an. Dafür waren jetzt zuviel Gerätschaften vorhanden. "Geburtsmedizin" wurde es genannt.
Für die Verfechter der Hausgeburt waren andere Kriterien wichtig. Vordergründig waren es weiterhin vor allem Frauen aus mittleren und gehobenen Schichten, die sich der

sanften Geburt besannen, die am besten zu Hause durchzuführen war. Leider standen dafür zu wenig freiberufliche Hebammen zur Verfügung. Diese Frauen entschieden sich gerade jetzt bewußt für die Hausgeburt, wodurch meine Tätigkeit immer größere Kreise zog. Andererseits war es für manche Arbeiterfrau sehr gut, daß nun auch die normalen Entbindungen in der Klinik voll von den Krankenkassen übernommen wurden.
So manche Frau konnte nun zehn Tage ihre Ruhe und geregeltes Essen genießen. In diesem Zusammenhang muß ich an meine frühe Jugend denken, als ich noch lange nicht Hebamme war. Da habe ich einmal einen für mich sehr eindrucksvollen Film gesehen, der "Das Haus von Montevideo" hieß. Vor allem der darin vorkommende, erlösende Ausspruch einer Mutter, die ihr zwölftes Kind erwartete, hat sich in meiner Erinnerung besonders stark eingeprägt: "Man käme ja nicht zur Ruhe, wenn man nicht ab und zu ins Wochenbett käme".
In der Klinik hatten solche Leute Ruhe oder "Urlaub", den sie sich sonst nicht leisten konnten. Andere aber suchten ihr eigenes Wohlergehen während der Geburt zu Hause. Ich plädierte weiter für eine normale sanfte Geburt. Medikamentöse Geburtseinleitung und Regelwidrigkeiten gab ich, sofern es irgend möglich war, an die Klinik ab.

In der Klinik wurden ohnehin öfters Geburten programmiert. Dadurch war bzw. ist man dort in der Lage, 80 % aller Geburten am Tage stattfinden zu lassen, während nach meinen Erfahrungen bei Hausgeburten, die immer auf natürlichem Weg erfolgen, 50 % aller Entbindungen bei Tag und 50 % bei Nacht stattfinden.
Bei einem Wöchnerinnenbesuch im Krankenhaus lernte ich Hilde, eine junge Erstgebärende, kennen. Sie wurde seit 14 Tagen wegen Verdacht einer Übertragung erfolglos eingeleitet. Nun ließ sie sich auf eigene Verantwortung entlassen und zog mich zu. Ich aber lehnte die Geburtseinleitung ab, weil ich nach der Untersuchung der Auffassung war, daß alles noch nicht geburtsreif sei, und es sich möglicherweise ganz einfach um einen Rechenfehler handele. Zwei Wochen später entband ich sie spontan zu Hause von einem

gesunden, nicht übertragenen Knaben. Ihre Geduld hatte sich gelohnt!

Mit der modernen Geburtsmedizin standen viele neue Gerätschaften zur Verfügung, die im Bedarfsfall auch von mir empfohlen wurden. Erika, eine Drittgebärende aus Gräfenhausen, die ich zweimal zu Hause aus Beckenendlage ohne Schwierigkeiten entbunden hatte, meldete sich bei mir an. Sie wollte auch dieses Mal wieder nicht zur Vorsorgeuntersuchung zum Arzt gehen. Da wir beide bezüglich ihres Geburtstermins auf keinen gemeinsamen Nenner kommen konnten, ließ sie sich endlich dazu überreden, zum Arzt zu gehen.

Im Ultraschall konnten dann die zu erwartenden Zwillinge in Schädellage ermittelt werden. Sie lehnte jedoch die Entbindung in der Klinik ganz konsequent mit der Begründung ab, daß sie mit mir zusammen ihre ersten zwei Kinder zu Hause in Steißlage spontan geboren habe, und sie gar nicht daran dächte, die Zwillinge, die ohnehin in Schädellage geboren würden, nicht auch zu Hause zu entbinden. Eine Woche vor dem errechneten Geburtstermin war es soweit. Die Geburt war fest im Gange als ich kam, wie damals bei ihren ersten beiden Sturzgeburten. Wir riefen den Arzt. Doch ehe dieser kam, waren beide Kinder mit je drei Kilo geboren. Die Frau mußte auch bei dieser Entbindung nicht genäht werden. Es trat auch keine Atonie ein. Alles verlief vollkommen normal.

Immer mehr Frauen meldeten sich zur Hausgeburt oder auch zur ambulanten Entbindung zwecks Nachsorge bei mir an. Freiberufliche Hebammen wurden weniger, und die Einwohnerzahl wurde immer höher. Viel wurde über die sanfte Geburt geredet. Es fanden sich auch liebe Frauen, die leidenden Kreißenden die schweren Stunden ihrer Entbindung erleichtern wollten.
Geburtsvorbereiterinnen und Krankengymnastinnen boten den Schwangeren Kurse nach "Read", "Leboyer" oder "Lamaze" an. Sie alle stellten sich in den Dienst einer guten Sache, und jede hat auf ihre Art dazu beigetragen, den Frauen zu helfen.

Die Krankenkassen übernahmen zum Teil die für Schwangerschaftsgymnastik entstehenden Kosten. Junge Hebammen und ältere Kolleginnen waren auch geschult und berechtigt, solche Unterrichtsstunden zu leiten. Leider konnte ich aus Zeitmangel diese nicht selbst durchführen. Ich verwies interessierte Mütter an Geburtsvorbereiterinnen und war während der Geburt oft sehr froh, wenn ich es mit gut vorbereiteten Müttern zu tun hatte.

Jetzt wurde den Schwangeren von Klinikseite auch die ambulante Geburt angeboten. Von einigen Frauen wurde diese Alternative aufgenommen. Bei mir meldeten sie sich mit diesem neuen Anliegen an, weil sie dann von mir nachgesorgt werden mußten. Sehr oft wurde ich von ihnen bereits bei Geburtsbeginn gerufen, um den Aufenthalt in der Klinik zu verkürzen. Meist brachte ich sie zur Geburtsbeendigung selbst dorthin. Nach normalem Ablauf der Geburt konnten die Frischentbundenen bereits zwei bis drei Stunden danach mit ihrem Neugeborenen die Klinik wieder verlassen.

Durch die vermehrte Zahl von Anmeldungen wurde ich auch häufiger zu Hilfeleistungen bei Schwangerschaftsbeschwerden gerufen. Viele Frauen wurden von vorzeitigen Wehen geplagt. Da war es manchmal ganz wichtig, daß man die Hebamme rief. Die vorzeitigen Wehen konnten meist medikamentös behandelt werden. Bei manchen Schwangeren mußte frühzeitig in der Klinik eine *Cerclage* angelegt werden, d.h. der Muttermund wurde zugenäht, um eine Frühgeburt zu verhindern.
Überbewertet wurden von manchen Schwangeren manchmal die normalen Kontraktionen der Gebärmutter, die durch extreme Belastungen hervorgerufen werden können. Die gesteigerte Gebärmuttertätigkeit von echten und vorzeitigen Wehen zu unterscheiden, war und ist dann Sache der Hebamme. Gegebenenfalls mußte ich die Frauen an den Arzt verweisen.
Es war manchmal gar nicht leicht, werdende Mütter von der Normalität der Schwangerschaftskontraktionen, die zur Durchblutung und Funktionsfähigkeit der Gebärmutter dienen, zu überzeugen. Mein Tätigkeitsfeld erstreckte sich

also weit über die eigentliche Geburtshilfe und Wochenpflege hinaus.

Nach tagelangem Regenwetter lichteten sich endlich die Wolken am Himmel. Sogar die Sonne kam wieder durch. Bald war wieder Vollmond. Innerhalb von vier Tagen gab es sechs Hausgeburten. Fünf davon waren angemeldet, und verliefen auch alle gut. Die sechste Frau, eine 33-Jährige ohne Mutterpaß, ließ mich frühmorgens rufen.
Es war ihre erste Geburt. Im Bett sitzend begrüßte sie mich freudestrahlend, was mich veranlaßte, zu sagen, daß es sicher noch lange nicht so weit sei. Daraufhin sagte sie mir: "Da gucken Sie nur mal, was unter dem Deckbett los ist". Jetzt erkannte ich, daß ich es hier mit einer Frau zu tun hatte, die mit Geistesgaben schlecht ausgestattet war.
Fast zu Tode erschrocken sah ich ein in der Glückshaube liegendes ausgereiftes Kind erstickt liegen. Von einer "Glückshaube" spricht man, wenn sich vor dem eigentlichen Durchtritt des Kindes die Fruchtblase nicht eröffnet oder nicht eröffnet wird. Dann legt sich diese wie eine Kappe über den kindlichen Kopf bzw. Körper. Da so das Fruchtwasser nicht abläuft, kann es zum sofortigen Ersticken des Kindes kommen. Bei dieser Frau muß das offensichtlich so gewesen sein. Leider kam ihr auch erst der Gedanke, eine Hebamme zu rufen, als das Kind in seiner "Unglückshaube" bereits geboren und erstickt war.
Sofort eröffnete ich die Fruchtblase und versuchte, das Kind noch zu retten. Der Knabe aber war tot - frischtot, erstickt. Es verschlug mir die Sprache. Als Hebamme war ich ja wirklich einiges gewöhnt: Angst, Stöhnen, Schreien. Aber auf so etwas war ich nicht gefaßt. Es war keine Komödie, es war die tragische, erschütternde Wirklichkeit.
Ich rief den Notarzt, der den Totenschein für das 3.650 Gramm wiegende Kind ausstellte. Ferner überwies er die Kindesmutter wegen eines Dammrisses dritten Grades zur Versorgung in die Klinik. Auch so wird die Statistik mit Todesfällen in der Hausgeburtshilfe in die Höhe getrieben.
Die ganze Sache hatte, soweit mir bekannt ist, kein Nachspiel. Später hörte ich von Nachbarn, daß die Frau allen erzählte, daß an ihrer Totgeburt die Hebamme schuld sei. Ich

unternahm nichts gegen sie. Ich weiß, daß man auch mit der Ungerechtigkeit der Menschen leben muß. Unverständnis führt eben oft zu Undank.
Die Verfechter der Hausgeburt waren in erster Linie in normalen Verhältnissen lebende Arbeiterinnen, Angestellte, aber auch sehr viele Akademikerinnen, wie Lehrerinnen, Sozialpädagoginnen, auch Ärztinnen, alles gebildete Frauen mit guten Umgangsformen aus mittleren und gehobenen Schichten. Sie setzten sich aus Überzeugung für die Hausgeburt ein, wenn keine Regelwidrigkeiten voraussehbar waren. Problemfälle wurden durch die Vorsorgeuntersuchung ja bereits weitgehend abgeklärt.

Meine Nachbarin Hilde, die ich selbst viermal entbunden hatte, eröffnete mir voller Entsetzen, daß ihre jüngste, fünfzehnjährige Tochter schwanger sei. Ihr kam trotzdem nicht im Entferntesten der Gedanke einer Abtreibung. Sie fand sich damit ab, daß es das Schicksal ihrer Familie sei, das zu erwartende Kind anzunehmen.
Der Tag kam und das Kind wurde zu Hause geboren und auch mit Liebe aufgenommen. Die Reaktion der temperamentvollen, frischgebackenen Oma nach der Entbindung werde ich wohl nie vergessen. Sicher weil sie noch zwei jugendliche Töchter hatte, sagte sie ganz spontan: "Ab jetzt gibt es für alle drei vor dem Frühstück die Pille." Vielleicht hat sie es wirklich so gemacht? Jedenfalls kam in dieser Familie kein uneheliches Kind mehr zur Welt.
Wenn diese Kinder gesund geboren wurden, war es allemal nicht so tragisch. Leider mußte ich damals auch ein Kind mit Abschnürungen an der Hand auf die Welt bringen, was zunächst große Sorgen in die Familie brachte. Mit viel Liebe wurde es aufgezogen. Inzwischen hat es einen guten Beruf erlernt und wird trotz dieser Behinderung in der Lage sein, für sich selbst zu sorgen.
In meiner Praxis gab es - Gott sei es gedankt - nur wenige contergangeschädigte Kinder.

Eines frühen Morgens kam eine geschiedene Hochschwangere mit ihrem amerikanischen Freund zu mir in die Wohnung. Durch ihre ersten drei Entbindungen war sie mir persönlich bekannt. Jetzt erwartete sie ihr viertes Kind. Völlig verstört stand sie an unserer Haustür. Ich erkannte ihre derzeitige Situation. Sie befand sich in der Übergangsphase dieser Geburt. Ohne viel zu fragen, bettete ich sie auf ein Sofa in meinem Arbeitszimmer, wo sie nach wenigen Minuten ein kleines ausgereiftes Mädchen geboren hat. Nachdem die Plazenta ausgestoßen war, ließ ich sie und ihr Kind mit dem Krankenwagen zur Weiterversorgung in die Klinik bringen, weil sie diesmal zu Hause in ihrer Wohnung unversorgt gewesen wäre.

Für mich war 1974 wieder ein Repetitionslehrgang fällig. Dort kam ich mit einigen freiberuflichen Kolleginnen zusammen, die jährlich nur zwei bis fünf, oder teilweise gar überhaupt keine Hausgeburten mehr hatten. Bei mir waren es noch immer über einhundert. Man wollte es mir fast nicht glauben.

Während dieses Lehrgangs hatte ich ausreichend Gelegenheit, mich mit der Technik der modernen Geburtshilfe vertraut zu machen.

In einem Vortrag wurde der Unterschied zwischen der früheren Hausgeburt und der heutigen Klinikgeburt abgehandelt. Leider war ich die einzige Hebamme, die sich in der Diskussion dahingehend äußerte, daß ich der Technik zwar Achtung und Anerkennung zolle, jedoch nur für die abnormalen Fälle. Ich sah und sehe nicht ein, daß die Geburtstechnik in jedem Fall Vorrang haben soll. Die ganze Situation zeigte mir eine entmündigte Generation von Müttern, die ihrer ureigensten Fähigkeit beraubt wird. Sie werden zu Prothesen der Technik gemacht. Ich aber bin der Meinung, daß man Krücken nur da benutzen soll, wo von Natur aus etwas fehlt.

Hier wurde mir aber auch klar, daß ich auf Dauer außerstande sein würde, gegen diesen gewaltigen Strom zu schwimmen. Es bleibt mir wohl nur, einer manchmal allzu sehr übertriebenen Entwicklung mit Schrecken zuzusehen.

Ich bewahre mir trotzdem das unverdorbene Gefühl für die Natur, auch weil ich weiß, daß die Lehrkräfte von heute teilweise die Hausgeburten von gestern sind. Doch meine Meinung war hier nicht gefragt, und man hörte sie auch gar nicht gerne.

An einem kühlen Herbstmorgen wurde ich zu einer Erstpara gerufen. Sie wollte ihr Kind in der Klinik bekommen. Ich unternahm auch keinen Versuch, sie zu einer Hausgeburt umzustimmen. Ich riet ihr lediglich, sie möge noch etwas warten. Es könne noch eine Weile dauern, bis es zur Geburt kommt.
Noch am Vormittag ging sie in die Klinik. Um Mitternacht rief mich überraschend von dort ein Arzt an. Zunächst fragte er, ob ich die Patientin kenne. Ich bestätigte dies und fragte, warum er mich jetzt anriefe. Seine Antwort, daß sie noch nicht entbunden habe, erschreckte mich zunächst. Ganz besonders irritierte mich aber seine Aussage, daß die Patientin der Klinik das Mißtrauen ausgesprochen hatte. Sie habe ihn gebeten, mich anzurufen mit der Bitte, daß ich sie zurückholen und sie zu Hause entbinden solle.
Recht erschrocken fuhr ich in die Klinik und übernahm dort die weinende Schwangere. Es muß an jenem Tag im Kreißsaal sehr viel los gewesen sein. Da die Kreißende offensichtlich zu früh im Krankenhaus war, wurde sie vorbereitet und mit ihrem Bett in den Kreißsaal-Vorraum (Flur) gestellt. Hier fühlte sie sich vernachlässigt. Es mögen an dem Tag viele Frauen dagewesen sein, die ihr Kind früher bekamen als sie und die Hebamme und den Arzt nötiger brauchten.
So ging der Tag dahin. Am Abend gab man ihr einen Tropf, und sie wurde in ein Einzelzimmer im Kreißsaal-Bereich gestellt. Ihre Wehen würden jetzt weggehen, und sie könne dann schlafen, sagte man ihr. Die Frau war allein mit ihrer Angst und regte sich immer mehr auf.

Sie klingelte wiederholt nach der Hebamme. Dieser klagte sie, daß sie die Infusion nicht vertrage und davon Herzrasen, Ohrensausen und Augenflimmern bekäme. Man verabreichte ihr ein Zäpfchen. Danach war die Frau wieder allein. Ganz besonders dieses Alleinsein mag die Kreißende in ihrem momentanen Zustand schwer belastet haben. Sie hatte noch immer Angst. Deshalb klingelte sie immer wieder und verärgerte so die Hebamme. Es gab einen Wortwechsel. Die Hebamme verließ wieder das Zimmer. Da verlor die Patientin die Nerven.

Die Kreißende entfernte sich eigenmächtig die Nadel aus der Vene, weshalb sie nun stark zu bluten begann. Also klingelte sie wieder. Die Hebamme kam. Es sei dann eine Schimpfkanonade auf sie hernieder gegangen, weshalb die Patientin dringend um einen Arzt bat. Dieser kam, legte einen Druckverband an und versuchte, die Kreißende zu beruhigen. Ihn bat sie nun aufgrund der geschilderten Situation um Entlassung. So kam es, daß ich mitten in der Nacht mit der untröstlichen Schwangeren zurück zu ihrem Mann in deren Wohnung fuhr.
Dieser erschrak, denn man hatte ihm am Abend telefonisch die Auskunft gegeben, seine Frau schlafe, und er möge am nächsten Morgen wieder anrufen. Leider war es damals noch so, daß die Frauen selten eine Begleitperson zur Geburt in die Klinik mitbringen durften. Auch deshalb gab es noch so viele Hausgeburten, denn die Frauen fühlten sich in der Klinik ganz allein und ausgeliefert. Erst im Laufe der folgenden Jahre wurde das anders.
So kam es also, daß ich am nächsten Vormittag die Schwangere zu Hause von ihrem ersten Sohn aus erster hinterer Hinterhauptlage entband. Dies erforderte eine sehr lange Preßphase. Eine Episiotomie und Naht wurden erforderlich, die vom Hausarzt durchgeführt wurden.
Drei bzw. acht Jahre danach erlebte diese Frau zu Hause mit mir noch zwei sehr schöne Hausgeburten.

Unbeabsichtigt kam ich eines Nachts einer Klinikentbindung zuvor. Bei einer angemeldeten Drittpara erfolgte eine Sturzgeburt. Mit ihr war eine Klinikentbindung abgesprochen, weil sie sich gleichzeitig sterilisieren lassen wollte.
Deshalb ließ ich Betty, die Frischentbundene, zur Durchführung des Eingriffs sofort nach der Hausentbindung mit dem Krankenwagen in die Klinik bringen, wo der gewünschte Eingriff am fünften Wochenbett-Tag erfolgte.

Anfang Dezember durften wir in unserem Haus wieder ein freudiges Ereignis erfahren. Unsere jüngste Tochter bekam ihr zweites Kind, ein Mädchen von 4.300 Gramm. Es war 55 cm groß. Wir waren ganz stolz auf unsere erste Enkeltochter. Das Wichtigste war, daß ich dieses Mal nicht so

große Angst vor der Entbindung unserer Tochter hatte, da ihre Beckenniere bei der ersten Geburt so gut standgehalten hatte.
Viele Menschen sprachen mich an, weil ich meine Enkelkinder selbst auf die Welt brachte. Alle meinten, man könne doch seine eigenen Kinder nicht entbinden. Ich aber bin da anderer Meinung. Wenn ich anderen Frauen in ihrer schweren Stunde helfen kann, muß ich es doch bei meinen Kindern erst recht können. Außerdem hatten sie das nötige Vertrauen zu mir.

Obwohl viele Frauen eine Hausgeburt wünschten, waren immer häufiger Ärzte dagegen. So kam es oft zu ambulanten Geburten, denn die Frauen waren mit der oft unflexiblen, einengenden Wochenpflege in der Klinik unzufrieden. Sie waren nicht mehr gewillt, ihre Persönlichkeit an der Tür eines Krankenhauses abzugeben. Aus diesem Grund wurde ich von ihnen meist schon bei Wehenbeginn gerufen, um die Geburtsdauer in der Klinik zeitlich zu verkürzen.
Oft lieferte ich meine Frauen zur Beendigung der Geburt selbst ein, obwohl das von manchen Klinikärzten nicht sonderlich gern gesehen wurde. Meist waren die Gebärenden jedoch über Geburtsvorgänge und psychologische Einwirkungsfaktoren gut informierte Menschen mit einem hohen Maß an Verantwortungsbewußtsein und Sensibilität gegenüber ihren Mitmenschen, was ich selbst als Ausdruck ihrer Lebensqualität sah und sehe.
Steißgeburten sollten von nun an schon gar nicht mehr zu Hause gemacht werden. Erstgebärende wurden in diesem Fall in der Klinik routinemäßig durch Kaiserschnitt entbunden, nicht selten auch Mehrgebärende. Diese Operation wollten viele Mütter umgehen, da Folgeschäden durch gut geleitete Entbindungen nach unten kaum entstanden. Aus diesem Grund fanden viele Frauen aus dem hiesigen Raum, deren Kinder jeweils in Beckenendlage geboren werden mußten, den Weg in die Praxis eines Frauenarztes in Oberhessen. Bei dem als Spezialist für Steißlagen bekannten Gynäkologen konnte man noch auf die mir gut bekannte "alte" Art, also vaginal entbinden. Für die Wochenpflege stand ich selbstverständlich gern zur Verfügung.

Nicht eingesehen habe ich, daß bei jeder Steißlage generell ein Kaiserschnitt durchgeführt werden soll. Oft waren die Frauen schon von ihren Gynäkologen darauf vorbereitet. Aufgeregt, manchmal weinend, kamen sie zu mir. Ich habe mir viel Zeit für die Schwangeren genommen, sie beruhigt und sie über eventuelle Möglichkeiten vorgeburtlicher Wendung ihres Kindes aufgeklärt. So gab es in weiterem Umfeld eine Klinik, die oft mit Erfolg unter Ultraschall die Wendung des Kindes durchgeführt hat. Außerdem gab es noch weitere Möglichkeiten, eine vorgeburtliche Wendung zu versuchen. Nach Durchführung einer sogenannten "Indischen Brücke" wurde zum Beispiel so manches Kind im Mutterleib in die richtige Lage gebracht. Dies wurde durch Überdrehung der Gebärmutter nach vorne erzeugt. Manchmal hat sich das Kind auch kurz vor der Entbindung noch selbst gedreht.

Sitten und Gebräuche anderer Glaubens- und Kulturgemeinschaften

Es kamen im Laufe der Jahre immer mehr Gastarbeiter nach Deutschland, deren Frauen auch Kinder bekamen. Manchmal konnten sie kein Wort Deutsch. Auch ihnen kam ich mit viel Liebe entgegen, wodurch die Hausgeburten nicht wesentlich anders als bei deutschen Frauen verliefen. Oft habe ich mich aber auf die jeweiligen Landessitten einstellen müssen.

Für Italiener ist eine Geburt meistens ein Familienereignis. Deshalb setzen sie sich schon frühzeitig mit den Angehörigen in ihrem Heimatland in Verbindung. Fast immer war zu gegebener Zeit die "Mama" da. Sie ist eine Persönlich-

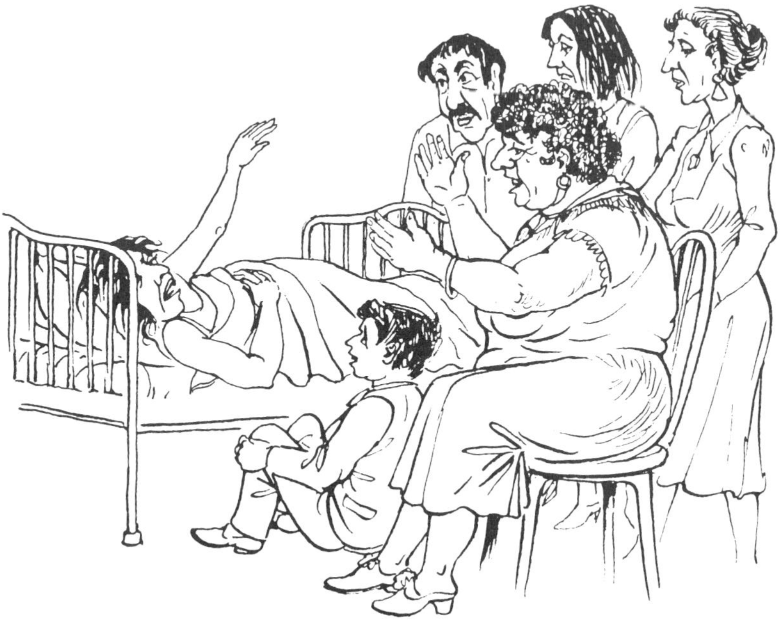

keit, die auch in Italien hoch verehrt wird. Ihr Rat wird am höchsten eingeschätzt. Sie kam meist schon einige Zeit vor der Geburt. Nicht selten brachte sie auch noch einige erwachsene weibliche Familienmitglieder mit.

Wenn ich gerufen wurde, waren fast immer schon viele Verwandte da. Bei den meisten Kreißenden war die Geburt schon fest in Gang wenn ich kam. Es wurde von allen Seiten ständig auf die Kreißende eingeredet. Oft tat diese mir leid, auch wenn ich kein Wort verstand. Für sie war ich auch zu Anfang nicht wichtig. Meine ganze Arbeit bestand in den Untersuchungen und in der Kontrolle der kindlichen Herztöne. Wenn ich nicht gebremst hätte, hätten die umstehenden Menschen oft schon viel zu früh mit der Gebärenden gepreßt und dadurch den Muttermund verkrampft. Bei den Preßwehen stand an jedem Bein der Kreißenden eine Person, und jemand stützte ihren Kopf. Das war fast immer der Mann.

Verlief die Austreibungsperiode dann nicht schnell genug, versetzten mich diese Leute zu Anfang meiner Tätigkeit bei ihnen sehr in Schrecken. Ein Bettuch wurde auf dem Küchentisch ausgebreitet. Der Mann nahm seine junge Frau und legte sie darauf. Links und rechts wurden die Beine gehalten. Der Ehemann konnte nun nicht mehr den Kopf der Gebärenden stützen. Das übernahm eine andere Person, denn er fand seine Aufgabe in einer anderen Tätigkeit. Er stellte sich seitlich neben seine Frau und preßte mit ganzer Kraft bei den Wehen von oben auf die Gebärmutter. Da es meist kleine Menschen waren, stellten sich die Männer auf einen umgestülpten Zinkeimer. Durch diese Erhöhung konnten sie einen wesentlich stärkeren Druck ausüben. Während dieses Geschehens stand dann die angereiste Mutter mit ihrer großen ausgebreiteten Halbschürze direkt vor dem Tisch, um den Neuankömmling in Empfang zu nehmen. Das Kind nabelte ich dann "frei Hand" auf der Schürze ab.

Auf diese Art wurde manches Neugeborene zwar nicht sanft, aber doch gut geboren. Ich habe nie erlebt, daß bei einer solchen Art der Behandlung eine Zange benötigt wurde. Nachdem ich das Kind gebadet und versorgt hatte, nahm man es mir wieder ab. Jetzt steckten die Leute das arme

Würmchen in eine Art Zwangsjacke. Seine Ärmchen wurden ganz fest an den Körper gebunden, die Beinchen gestreckt und ebenfalls fest verschnürt. Dann kamen noch viele Tücher und am Ende ein wunderbares, meist seidenes oder gestricktes Kleidchen mit einer großen rosa oder blauen Schleife, je nach Geschlecht.

Gegen diese einengende Wickelmethode wehrte ich mich im Interesse des Säuglings immer wieder. Da wurde mir klargemacht, nur so könnten sich bei dem Kind gerade Glieder entwickeln. Irgendwann nach Beendigung des Wochenbettes bzw. nach der Taufe des Kindes reisten die Angehörigen wieder ab. Die jungen Mütter behielten diese Wickelmethode noch einige Wochen bei.

Gastarbeiterinnen aus Spanien hatten ähnliche, jedoch nicht so strenge Sitten. Frauen aus anderen Ländern paßten sich in der Regel relativ schnell den hiesigen Sitten an. Nur bei Moslemfrauen dauerte es meist sehr lange, bis sie sich an deutsche Sitten gewöhnt hatten.

Die Geburt eines bestimmten Geschlechts war für Südländer nicht von besonderer Wichtigkeit. In diesen Kreisen gab es noch viele Großfamilien. Bei vielen Kindern dachten sie, würden wohl auch Knaben dabei sein.

Eine Italienerin entband ich zum vierten Mal. Dieses Mal kam ihr Kind in Steißlage. Ich versuchte, sie zur Geburt in die Klinik zu schicken. Sie aber lehnte ab. Für sie war es eine Selbstverständlichkeit auch dieses Kind zu Hause zu gebären. Sie war nicht einmal zu bewegen, auch nur ambulant in der Klinik zu entbinden. Mit Gottes Hilfe verlief dann auch alles gut. In den folgenden Jahren gab es bei ihr noch zwei normale Hausgeburten.

Eine leidige Sache mußte ich bei einer nie nüchternen, 31-jährigen Italienerin erleben. Sie gebar ihr sechstes Kind. Ihre Wohnung lag in einem kleinen Ort am Rhein, mehr als zwanzig Kilometer entfernt. Kurz vor Mitternacht traf ich dort ein. Wieder einmal war die Frau betrunken. Sie konnte ihren Körper nicht beherrschen. Sie konzentrierte sich nur auf Essen und besonders auf Alkohol. Für Vernunft war sie nie zugänglich.

Bei meiner Untersuchung stellte ich fest, daß keine kindlichen Herztöne hörbar waren. Deshalb wollte ich die Frau zur Geburtsbeendigung in die Klinik bringen. Sie aber lehnte ab. Ich rief den Notarzt. Er bestätigte mir den intrauterinen Fruchttod und war bei der sehr schnell erfolgten Hausgeburt zugegen. Übertragung war die Todesursache. Solche unglücklichen Geburtsfälle waren leider für mich oft unabschiebbar.

Deutschland war ein Einwanderungsland geworden. Inzwischen waren aus östlichen Ländern auch Gastarbeiter da. Sie holten ihre Familien nach. Hier wurde ich wieder mit anderen Sitten und Gebräuchen konfrontiert.
Bei manchen Menschen war es so, daß der Mann zunächst einmal das Weite suchte, wenn ein Kind auf die Welt kam. Manchmal wollten ihre Frauen selbst alleine sein. Manchmal durfte selbst ich nicht einmal ins Schlafgemach zum Helfen.
So manche Frau traf ich vor ihrem Bett im Schneidersitz an, nachdem sie allein entbunden hatte. Gerade aus diesem Grund versuchte ich viele Ausländer zur Entbindung der Klinik zuzuführen.
Hatte eine Türkin ein Mädchen geboren, war sie oft sehr traurig. Ich hörte einmal eine weinende gut deutsch sprechende Türkin sagen: "Armes Mädchen! Wärest du doch ein Knabe geworden." Immer sollten die Frauen nur Knaben gebären, da nach deren Landessitten nur diese die Familien ernähren. Letztendlich brauchen sie aber auch Mädchen für ihre Nachkommen.
Meistens beachtete der Kindesvater den ungewünschten Neuankömmling eine gewisse Zeitlang nicht, akzeptierte ihn dann schließlich aber doch.

Während ich eines Nachmittags noch Wochenbettbesuche verrichtete, wurde ich überraschend über meinen Sprechfunk verständigt, daß eine Türkin in Darmstadt ein Kind geboren habe. Sofort fuhr ich in die Wohnung, wo ich in einem Zimmer mehrere türkische Frauen antraf, und ein bereits versorgtes Neugeborenes.
Ich konnte zunächst nicht feststellen, wer die Kindesmutter war. Niemand lag im Bett. Alle Frauen waren gleichermaßen vermummt und keine sprach ein Wort Deutsch. Bald

kehrte der Kindesvater heim, der gebrochen Deutsch sprach. Von ihm konnte ich in Erfahrung bringen, welche Frau die Kindesmutter war. Ich mußte sie kontrollieren. Er sagte mir auch, daß das Kind bereits um zehn Uhr früh geboren worden war. Die Frauen hatten alles alleine gemacht. Von mir wollte man nur eine Bescheinigung für die standesamtliche Anmeldung. Der Kindesvater war auf dem Standesamt gewesen. Von dort hatte er auch meine Anschrift erfahren. Wie das wohl in der Türkei so üblich ist?

An einem Spätnachmittag wurde ich zu einer Marokkanerin gerufen. Sie erwartete ihr elftes Kind. Noch nie war sie zur Schwangerenvorsorge gegangen, denn der Frauenarzt war ein "männliches Wesen", vor welchem sie größte Schamgefühle empfand. Das galt für sie auch bei Frauenärztinnen. Ja sogar vor mir hatte sie sehr ausgeprägte Schamgefühle. Sie zog solange das Nachthemd über die Beine, bis ich es gewaltsam entfernen mußte, weil das Kind schon kam.
Die Marokkanerin hatte schon sechsmal mit mir entbunden. Leider lag das Kind dieses Mal in Steißlage. Alle Überredungskünste zu einer Klinikentbindung fruchteten nicht. Darum bat ich mehrere Ärzte, mir bei der Hausgeburt behilflich zu sein. Zuerst lehnten zwei Hausärzte, dann zwei Gynäkologen ab, weil sie "gerade jetzt" Sprechstunde hatten. Zehn Jahre früher wäre das nicht der Fall gewesen. Da hätte man den Patienten im Wartezimmer gesagt: "Der Arzt muß jetzt erst zu einer Entbindung." Doch die Zeiten haben sich geändert.
Inzwischen machte die Geburt Fortschritte. Damit ich nicht alleine war, habe ich wieder einmal den Notarzt gerufen. Kurz vor der Entbindung traf er mit seinem Team ein. Auch er versuchte vergeblich, die Kreißende in die Klinik zu bringen. Wenig später konnte ich mit seiner Hilfe einen gewichtigen Knaben von 4.800 Gramm nach Bracht entwickeln. Der Notarzt und sein Team bestaunten den rosig geboren kleinen Riesen. Alle Kinder dieser Mutter hatten bislang immer 4.500 bis 5.000 Gramm gewogen. Die Plazenta hatte sich gleich nach der Geburt vollständig gelöst. Eine Atonie setzte nicht ein. Wieder einmal ging alles gut, weil, wie sie sagte, "Allah" es so gewollt habe.

In einer diesigen Aprilnacht wurde ich zu einer anderen Marokkanerin in ihre Wohnung gerufen. Sie war bei mir nicht angemeldet. Als bei ihr aber starke Wehen einsetzten, wußte sie plötzlich doch, wo ich telefonisch zu erreichen war. Bis ich endlich ihre Wohnung gefunden hatte, war es "Hoch-Zeit". Bei dieser Erstgebärenden waren die kindlichen Füßchen bereits vorgefallen. Der Muttermund war vollständig eröffnet. Sie lag allein im Zimmer. Ihr Mann hielt sich wortlos in einem Nebenraum auf. Schon wenige Minuten nach meinem Eintreffen entwickelte ich trotz Fußlage lebensfrisch einen Knaben von 2.880 Gramm. Danach stellte ich fest, daß sich im Bauch dieser Mutter ein weiteres Kindlein befand, ebenfalls in Steißlage. Schon in der nächsten Wehe sprang die Blase, und sogleich konnte ich den zweiten Knaben gesund nach Bracht entwickeln. Er wog 3.000 Gramm.
Wieder einmal stand ich allein in einer so schweren Situation. Jetzt suchte ich den Kindesvater. Er war in der Küche. Ich zeigte ihm den reichen Kindersegen. Beide Elternteile waren hocherfreut. Es waren die ersten Kinder dieses jungen Ehepaares. Die Mutter konnte beide Kinder voll stillen. Später kamen bei ihr noch zwei Einzelkinder hinzu.

Mein Nachhauseweg nach dieser Zwillingsentbindung am frühen Morgen wurde für ein paar Minuten von einer bleichen Sonne verschönt, die sich dann aber wieder hinter einer grauen Wolkendecke versteckte.

In unserem Gebiet waren deutsche fahrende Leute ansässig geworden. Ausländische kamen hinzu. Auch sie bekamen Kinder und wurden von mir betreut. Es war schwer, sich an die eigenartigen Sitten dieser Leute zu gewöhnen. Auf ihre eigene Art sind es glückliche Menschen. Wegen ihrer eigenartigen Sitten und besonders auch wegen der Voreingenommenheit ihrer Männer riet ich den Frauen gern zur Klinikentbindung. Bei sehr traditionsbewußten Roma oder Sinti war es so, daß die Frauen nicht im eigenen Wohnwagen oder in ihrer Wohnung entbinden durften. Diese hätten dann wegen "Blutschande" verkauft bzw. aufgegeben werden müssen. Die Frauen aber gingen nicht gerne von zu Hause fort. Das Wort "Klinik" war für sie ein rotes Tuch.

Sie gingen zur Entbindung lieber zu einer Nachbarin, die nicht ihrer Sippe angehörte. Nach der Geburt packten sie ihr "Bündel" und gingen in ihr Wohngemach zurück. Hier durfte ich das Kind und gegebenenfalls die Mutter täglich versorgen.
Die männlichen Sippenmitglieder waren während meiner Anwesenheit stets wie vom Winde verweht. Die Geburten sind bei den Frauen oft nicht allzu schwer. Trotzdem erlebte ich noch nie, daß der Ehemann bei der Entbindung seiner Frau zugegen war.

Lissi, eine angemeldete Erstgebärende der gleichen Sippe, brachte ich schon vorzeitig wegen Beckenendlage in die Klinik. Von dort entfernte sie sich eigenmächtig nach zwei Tagen ohne Abmeldung. Ich erfuhr davon nichts. Wenige Tage danach wurde ich erneut zu ihr in den Wohnwagen gerufen. Sofort gingen wir zwecks Untersuchung zu einer nicht ihrer Sippe angehörenden Nachbarin. Dort war eine Liege zur Untersuchung aufgestellt worden.
Die darauf liegende wehende Schwangere neigte sich in ihrem Schmerz auf diesem Provisorium nach hinten und kippte dabei um, noch ehe ich sie untersuchen konnte. Ohne groß zu erschrecken, stand sie auf, regelte die Panne und legte sich erneut hin. Das Kind lag bei fast vollständig eröffnetem Muttermund noch immer in reiner Steißlage. Ich konnte es nach Bracht entwickeln. Es war so robust wie seine Mutter. Ein Dammriß war nicht entstanden. Einen Arzt hatte ich vorher auch gar nicht verständigen können, da kein Telefon im Haus war. Wir hätten ihn auch nicht gebraucht. Ich glaube, ich hatte mehr Herzklopfen als die ganze Sippe zusammen. Nach zwei Stunden nahm die Frisch-Entbundene ihr rosiges Kindlein und ging mit mir wieder in ihr eigenes Wohngemach zurück. Dort fragte ich sie, wie man so tapfer ein Kind bekommen könne und dazu noch in Steißlage. Ihre Antwort werde ich nie vergessen: "Wenn man das Stückchen Wurst vertragen kann, muß man auch das Brot dazu vertragen können." Mit dieser Einstellung kam sie offensichtlich gut durchs Leben.
Eine Schwägerin der oben genannten Patientin hatte ich auch schon entbunden. Ihr erstes Kind war auch in Beckenendlage in ihrer Wohnung geboren worden. Jetzt

bekam sie ihr drittes Kind und dieses lag richtig. Ich bat, daheim anrufen zu dürfen. Die Frau schickte mich ans Telefon im Wohnzimmer. Da kam ihr Mann zufällig hinzu. Er riß mir das Telefon aus der Hand und warf es mit Wucht auf den Boden, wo es zerschellte. Ein Telefon das ich angefaßt hatte, durfte niemand mehr von seiner Sippe berühren. "Blutschande" schrie er, und rannte aus dem Zimmer. Die Frau sagte mir, daß sich viele auch dem Arzt gegenüber so

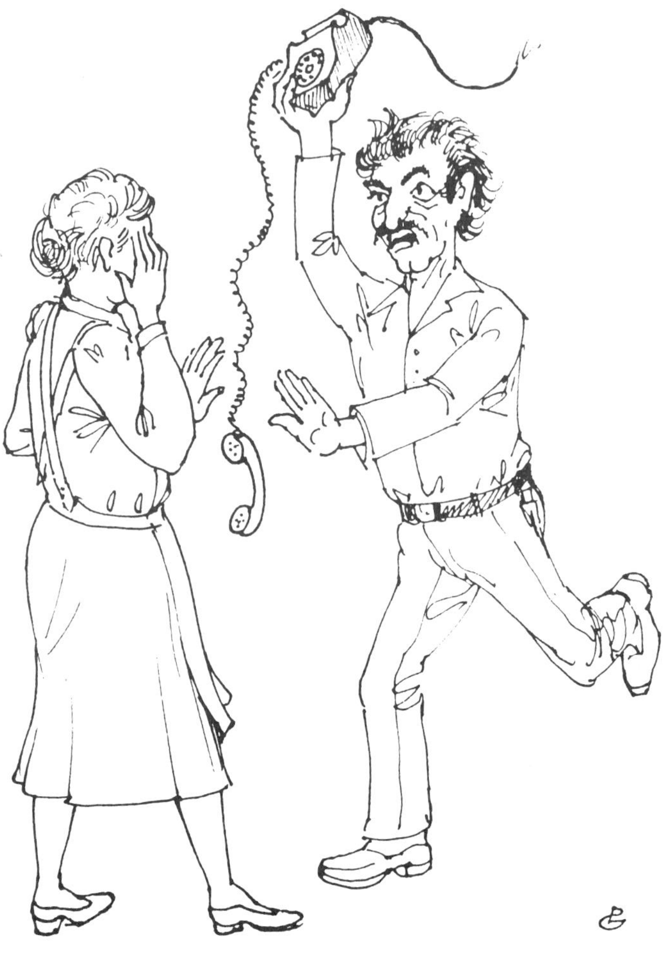

verhielten. Sie entschuldigte sich für ihren Mann, trotz ihrer Wehen, die sie ohnehin allein ertragen mußte. Ich half ihr gern. Obgleich ich wußte, was auf mich zukommen konnte, gehorchte ich, wie immer, meinem geleisteten Eid, "jedem Rufe Folge zu leisten, gleich welchen Standes und Berufes". Es fiel mir oft schwer, mich auf alle diese Sitten einzustellen.

Ich betreute auch eine Viertgebärende dieser Sippe. Mit ihr hatte ich abgesprochen, daß ich sie zur Geburtsbeendigung in die Klinik bringen würde, weil sie anschließend sterilisiert werden wollte. Leider aber rief sie mich zu spät. So mußte ich notgedrungen die Patientin zu Hause entbinden. Aber man frage nicht, mit welchem Abstand mir der Mann begegnete. Die Entbundene erklärte dann ihrem Mann, daß sie nun noch in die Klinik zu Sterilisation fahren wolle, und er müsse mitkommen und seine Einwilligung dazu geben.

Mit dem Krankenwagen wurde Natalie abgeholt und in die Frauenklinik gebracht. Dort wurde der gewünschte Eingriff durchgeführt. Doch als die Wöchnerin nach Hause kam, war ihr Mann außerordentlich böse. Mitglieder seiner Sippe hatten ihm inzwischen erklärt, daß seine Frau jetzt keine Kinder mehr bekommen könne. Dies aber habe er nicht gewollt. Er habe nur die "Sterilisation" unterschrieben, und darunter hatte er offensichtlich etwas anderes verstanden. Seine Frau aber wußte was sie wollte. Sie lachte nur. Letztendlich, glaube ich, war der Kindesvater doch froh, denn vier Kinder waren genug.

Solche und ähnliche Fälle erlebte ich in meiner Praxis noch mehrmals. Ausländische Roma und Sinti schlugen die Entbindung in der Klinik in der Regel nicht aus.

Auch habe ich öfters Hilfe geleistet bei Anthroposophen. Selten habe ich in meinem Beruf soviel Geduld für eine Geburt gefunden, wie bei Menschen anthroposophischer Weltanschauung. Sie befolgen die Lehren Rudolf Steiners und versuchen, sich weitgehend selbst zu helfen und immer der Natur den Vorrang zu lassen.

Ich wurde, leider wieder einmal ohne Voranmeldung, zu einem jungen Ehepaar gerufen. Es war Mitternacht, und

der goldene Mond leuchtete mir auf meinem Weg in die Stadt. Nette Menschen erwarteten mich. Sie sagten mir, daß sich die Geburt ihres zweiten Kindes angesagt hatte. Ich untersuchte die Kreißende. Es war alles in Ordnung. Einen Mutterpaß hatte die Frau nicht. Sie war nie wegen der Schwangerschaft bei einem Arzt gewesen. Dies sei eben eine normale Sache, sagte sie.
Für die Entbindung war alles gut vorbereitet. Nun bat mich der Ehemann, es mir in ihrem Wohnzimmer gemütlich zu machen. Er wolle mit seiner Frau allein bleiben. Auf meine Frage, warum man mich denn gerufen habe, wurde mir durch ausweichende Antworten klar, daß man mich hier lediglich als Überwachungsperson benötigte. Oder aber nur um des Gesetzes Willen?
Jetzt saß ich zunächst vor der mir zur Einsicht vorgelegten Lektüre. Auch ein dickes Fotoalbum ihres ersten Kindes wurde mir zum Ansehen gebracht. Hier fand ich auf der ersten Seite ein großes gutes Bild, auf welchem die Nachgeburt klar und deutlich erkennbar war. Dann folgten weitere schöne Bilder von der Geburt, dann das Baby und viele schöne Kleinbildaufnahmen mit Randbemerkungen. Bei dieser Gelegenheit wurden mir auch die ersten schulischen Arbeiten ihres Kindes aus der Waldorfschule gezeigt. Die Eltern mußten ihr Kind täglich mit dem Auto dorthin fahren, weil Darmstadt eine solche Schule noch nicht hatte.
So verging die Zeit. Zwei Stunden saß ich im Wohnzimmer, als ich die Kreißende nebenan pressen hörte. Ich ging zu ihr. Gerade, daß man mir erlaubte, einen Dammschutz zu machen. Schon stand der Vater in Position, sein Kind selbst abzunabeln. Er wusch es auch selbst und achtete gut darauf, daß die Käseschmiere, die sich als Schutz für die kindliche Haut schon im Mutterleib bildet, nicht berührt wurde.
Während der Entwicklung des Kindes im Mutterleib *(intrauterin)* bildet sich auf seiner krebsroten Haut die erste Käseschmiere, auch *Venix caseosa* genannt. Dies ist eine fetthaltige, schwer wasserlösliche, weißliche, schmierige Masse, die das Kind vor dem schädlichen Einfluß des Wassers auf seiner Haut schützt.
Sie breitet sich bis zur 32. Schwangerschaftswoche über dem ganzen Körper aus. Zwischen der 36. und 40. Schwan-

gerschaftswoche wird diese langsam abgebaut. Sie schwimmt als weißliche Flöckchen im Fruchtwasser und ist bei einer Fruchtwasseruntersuchung, die man zur Reifebestimmung des Kindes durchführen kann, deutlich erkennbar. Bei manchen Kindern ist die Käseschmiere bei der Geburt noch großflächig auf der Haut erkennbar. Diese bildet einen Schutzmantel und ist zugleich ein Gleitmittel für die Geburt und eine wärmende Hülle für das Kind. Sie wird dann innerhalb weniger Stunden von selbst abgebaut. Käseschmiere ist bei (juristischen) Vaterschaftsprozessen von ausschlaggebender Bedeutung.
Bei einem übertragenen Neugeborenen fehlt diese schützende fetthaltige Schicht ganz. Die Haut des Kindes ist dadurch oft ausgetrocknet, greisenhaft und rissig. Bei einem solchen Zustand ist das nur noch mäßig vorhandene Fruchtwasser oft schmierig gelblich bzw. grünlich.
Nachdem ich das Neugeborene gewogen und gemessen hatte, packte es der Vater selbst in Wollwäsche. Die Augenprophylaxe wurde von den Eltern abgelehnt.
Inzwischen setzte bei der Mutter eine Wehe ein. Wieder stand der Vater mit seinem Fotoapparat in Position und fotographierte die spontan ausgestoßene Nachgeburt von allen Seiten. Dann wurde das Kind zum Stillen angelegt.
Jetzt wurde ich aufgefordert, sofort nach Hause zu gehen. Ich bestand jedoch darauf, die Nachgeburtsperiode zu überwachen. Während dieser Zeit wurde mir ganz deutlich gesagt, daß Wochenpflege nicht gewünscht wurde, da sie alles alleine machen würden. Ich meldete dies meinem Vorgesetzten, dem Amtsarzt. Er akzeptierte es und entband mich von jeglicher weiterer Verantwortung.
Das war also meine erste Erfahrung bei Menschen dieser Weltanschauung. Einige ähnliche folgten. Andere Anthroposophen jedoch akzeptierten meine Tätigkeit während des Wochenbettes.

Mittlerweile machte ich so meine Erfahrungen mit Mitgliedern anderer Glaubensgemeinschaften, zum Beispiel mit Mormonen, Adventisten und wie sie alle heißen mögen. Überall fand ich andere Eigenarten, bedingt durch die unterschiedlichen Glaubensrichtungen. Bei manchen Men-

schen wurde mir nicht einmal klar, wozu sie sich zählten. Auch, wenn es nicht immer leicht war, ich versuchte weitgehend auf ihre Wünsche einzugehen.
Aus einer Nachbargemeinde kam ein Ehepaar zu mir zur Anmeldung für eine Hausgeburt. Die Frau hatte keinen Mutterpaß, denn auch sie war aus Glaubensgründen nie zuvor bei einem Arzt gewesen. Sie sagte, sie sei der Überzeugung, daß der Herrgott ohne unser Zutun alles alleine regele. Als die Frau gute Wehen hatte, rief sie mich. Mit ihr hatte ich nur wenig zu tun. Während ihrer Wehen führte sie eine vorbildliche Atmung durch, wodurch ihr der Schmerz kaum bewußt wurde. In den Wehenpausen sprach sie gemeinsam mit ihrem Mann leise Gebete. Meine Wartezeit auf das Baby begrenzte sich auf nur zwei Stunden. In der Austreibungsphase hörte die Frau gut auf meine Anweisung. Etwas matt, aber überaus glücklich, hielt sie ihren gesunden Knaben im Arm. Stumm und ehrfurchtsvoll sahen ihn beide Elternteile an.
Leider war bei der Kindesmutter ein kleiner Dammriß entstanden. Eine Naht aber lehnte sie konsequent ab. Das ließ ich mir schriftlich geben und heftete das Dokument in mein Hebammentagebuch. Das Ehepaar forcierte die Wundheilung selbst, indem es mehrmals täglich mit sterilen Honigtupfern die Wunde bedeckte.
Zu meinem großen Erstaunen war dieser Dammriß nach einer Woche völlig verheilt. Die Blutabnahme an der Ferse des Kindes hatten mir die Eltern ebenfalls nicht gestattet.
Eines frühen Morgens wurde ich wieder einmal zu einer nicht angemeldeten wehenden Erstpara gerufen. Auf meinem Weg zur Arbeit konnte ich an jenem eiskalten Wintermorgen die rotgoldene Sonne aufgehen sehen. Bald traf ich bei der Kreißenden ein. Sie hatte keinen Mutterpaß und war noch nicht bei einem Arzt gewesen. Ihr Kind war schon sichtbar, und der Damm drohte zu reißen. Deshalb führte ich mit ihrem Einverständnis eine Episiotomie durch, die leider zu einem Dammriß dritten Grades weiterriss. Folglich wollte ich die Frau zur ambulanten Damm-Naht in die Frauenklinik schicken. Auch diese Mutter lehnte eine Dammnaht konsequent ab mit der Begründung, daß unser Herrgott alles allein zuheilen ließe.

Jetzt erst wurde mir klar, daß auch diese Frau einer mir zunächst nicht genau bekannten Glaubensgemeinschaft angehörte. Obgleich ich ihr die Folgeschäden klarmachte, lehnte sie zunächst strikt ab. Ich rief im Krankenhaus an. Ein Arzt sagte mir, wenn die Frau ihr Einverständnis zur Naht nicht gäbe, können man nichts tun. Danach setzte ich ihr "die Pistole auf die Brust". Ich erklärte: Wenn sie sich nicht nähen ließe, würde ich bei allen anderen Frauen gleicher Glaubensrichtung die Hausgeburt ablehnen. Und das waren einige. Eine Frau ihrer Glaubensgemeinschaft war sogar von weit her angereist, weil sie zu Hause keine Hebamme für die Hausgeburt hatte finden können. Gerade ihr und ihren anderen schwangeren Glaubensgenossinnen wollte sie meinen Entschluß nicht zumuten. Deshalb entschloß sie sich schweren Herzens doch zur ambulanten Dammnaht. Später erfuhr ich, daß ihr dieser Entschluß verübelt wurde, obgleich sie es nur gut gemeint hatte.

Auch hatte ich öfters mit Zeugen Jehovas zu tun. Mit Menschen dieser Glaubensgemeinschaft arbeitete ich gerne. Diese Leute standen immer zu ihrem Glauben und erklärten mir deutlich, worum es für sie bei der Geburt gehe. Besonders wichtig ist ihnen, daß ihrem Körper nie Blut von fremden Menschen zugeführt wird, denn dies widerspräche ihrem Glauben. Diese Menschen haben mich in der Ausführung meiner Arbeit nie behindert. Sie erlaubten, daß ich sie medikamentös dahingehend schützte, daß eine Transfusion für sie unter normalen Umständen nicht erforderlich würde.

Eine 35-jährige Predigerin der Zeugen Jehovas gebar nach einer beschwerlichen Schwangerschaft mit allen ihren Begleiterscheinungen ihr erstes Kind zu Hause. Die Geburt dauerte sehr lange und war bestimmt nicht leicht für sie. Doch ihr Glauben, aus dem heraus sie immer wieder äußerte, daß unser Herrgott ihr nicht mehr zumute, als sie aushalten könne, gab ihr die Kraft, sich nicht vom Schmerz überwältigen zu lassen. Viel schwerer wäre es gewesen, wenn sie nicht so fest auf dem Boden ihrer christlichen Weltanschauung gestanden hätte.

Sie biß immer wieder die Zähne zusammen und beherrschte ihren Körper, wenn die reißenden Schmerzen anstürmten. Ich wischte ihr über Stunden hinweg den Schweiß von der

Stirn und massierte ihr den Rücken bis ihr Kind endlich geboren war. Eine zweite Hausgeburt mit weit weniger Schmerz durfte sie mit mir im folgenden Jahr erleben.

Da ich mit Leib und Seele Hebamme war, half ich gerne allen Menschen bei der Entbindung, gleich welcher Glaubensrichtung sie angehörten oder welche Hautfarbe sie hatten. Vielleicht hätte ich nicht ganz so viel Arbeit als christliche Hebamme gehabt, wenn es hier auch Kolleginnen anderer Glaubensgemeinschaften gegeben hätte. Aber im hiesigen Raum war außer mir keine freiberufliche motorisierte Hebamme in der freien Geburtshilfe tätig.

2.500 Hausgeburten und mehr

Unter Vorkehrung aller Sicherheitsmaßnahmen entband ich daheim die Ehefrau eines Oberstudienrates von ihrem ersten Kind. Der Gynäkologe wurde bei Geburtsbeginn vorsorglich zwecks eventueller Hilfeleistung informiert. Er wurde jedoch nicht benötigt. Wenige Jahre danach verlief ihre nächste Geburt nach dem gleichen Muster.
Auch die Ehefrau eines Pfarrers gebar mit mir zu Hause ihr erstes Kind "auf die Schnelle". Deren Nachbarin konnte ich drei Wochen später in ihrer Wohnung von ihrer zweiten Tochter spontan entbinden. Damit hatte ich die Zahl von 2.500 Hausgeburten erreicht.

Aber die Zeit blieb nicht stehen. Der goldene Mond rief mich wieder nachts auf die Straße. Als ich bei Hildegard, zur Tür hereinkam, sah ich schon, daß sie ein Mädchen bekommen würde. Der kindliche Po war bereits sichtbar. Aus vollkommener erster Beckenendlage konnte ich das Kind schnellstens nach Bracht entwickeln.
Da Babys die sonderbare Vorliebe haben, bei Nacht zur Welt zu kommen, mußte ich gleich zur nächsten Hausgeburt. Jetzt führte mein Weg zu Elke nach Langen. Sie bekam ihr erstes Kind. Auch hier dauerte es nicht lange. Noch hatten sich die Nachtschatten nicht verflüchtigt. Ehe die aufgehende Sonne sich ankündigte, durfte ich in der wohltuenden Stille des Morgens nach getaner Arbeit nach Hause fahren. Auf meinem Heimweg durch den Wald hielt ich ein Weilchen an, um die klare kühle Luft tief einzuatmen.
Oft hatte ich weite Wege zu fahren. In allen möglichen Ekken und Enden rief man: "Frau Schmitt!" Mein Arbeitsgebiet umfaßte circa 30 Kilometer im Radius. Ganz besonders schön war es, wenn ich im Odenwald auf den sich durch die herrliche Landschaft schlängelnden Straßen zwischen bewaldeten Hängen und kleinen, manchmal etwas verschlafenen Ortschaften unterwegs war. Geradezu friedlich, ja sogar romantisch wirkte die Gegend.

Eines Nachmittags wurde ich von in einer Nachbargemeinde wohnenden Eheleuten wegen Geburtswehen geru-

fen. Sie waren Fußballfanatiker und hatten eigentlich jetzt "gar keine Zeit" zum Kinderkriegen, wie sie sagten. Es war ihr zweites Kind, ein kleiner Mann, der mit dabei sein wollte bei der Fernsehübertragung dieses Länderspieles! Die dritte Hausgeburt dieser Familie tätigte ich zwei Jahre später in deren neuem, 25 km weiter südlich gelegenen Wohnort. Die Geburt ging ebenso schnell, deshalb war das Kind bereits geboren, als ich kam.

Natürlich gab es von Zeit zu Zeit immer wieder Problemfälle. So gab es z.B. häufig Nabelschnurumschlingungen. Diese waren jedoch kaum voraussehbar. Ich erschrak sehr, als ich bei der Geburt einem Kind die Nabelschnur fünfmal abwickeln mußte, damit es atmen konnte. Wiederbelebungsversuche wurden erforderlich und waren zum Glück erfolgreich. Liane und ihr Mann waren ganz glücklich, als Klein-Pia danach den ersten Schrei ertönen ließ.
Auch gab es gelegentlich Nabelschnurknoten, welche sich evt. durch das Tiefertreten des Kindes fest zuziehen und so den plötzlichen Erstickungstod des Neugeborenen verusachen können. Nabelschnurknoten gab es jedoch sehr selten. In meiner ganzen Praxis hatte ich es nur dreimal mit echten Nabelschnurknoten zu tun. Ich war jedesmal zutiefst erschrocken und deshalb besonders froh, daß es gut ging.
Im Laufe meines Berufslebens habe ich mich immer fortgebildet und mich keinen Neuerungen verschlossen. Ich habe genau wie in den Entbindungskliniken sofort nach der Abnabelung bei dem noch durch den Geburtsstreß geschwächten Neugeborenen die Erstuntersuchung vorgenommen, bestehend aus der Kontrolle von Atmung, Grundtonus, Aussehen, Herztätigkeit und Reflexen. Meinen Befund vermerkte ich jeweils in dem dafür vorgesehenen Untersuchungsheft.
Sobald es möglich war, habe ich stets den Mucoviscidose-Test durchgeführt, das heißt den ersten grün-schwarzen Stuhlgang des Neugeborenen untersucht. Diese Untersuchung dient der Früherkennung von Mucoviscidose, der "Krankheit des zähen Schleims", die mit einer Lungeninfektionen begünstigenden Zähigkeit des Nasen- und Bronchialschleims einhergeht.

Am fünften bis sechsten Lebenstag wurde auch der TSH-Test von mir vorgenommen, der Aufschluß über eine Hypothyreose schon während der ersten Lebenstage gibt. Eine solche eventuelle Unterfunktion der Schilddrüse, die zu geistigen Schädigungen des Kindes führen kann, kann behandelt werden, wodurch dem Kind das traurige Schicksal einer geistigen Behinderung erspart bleibt.
Der TSH-Test wurde mit dem Guthrie-Test gekoppelt, der u.a. auch zum Nachweis der Stoffwechselkrankheit Phenylketonurie dient. Dazu entnahm ich dem Kind sechs Tropfen Fersenblut und leitete diese zur Untersuchung an das Staatliche Untersuchungsamt Dillenburg weiter. Eventuelle, dort festgestellte Schädigungen (drohende geistige oder körperliche Behinderung) sind durch Einhaltung einer strengen Diät behandelbar.
Im Laufe der ersten Lebenswoche habe ich jeweils noch veranlaßt, das Neugeborene zur Zweituntersuchung dem Kinderarzt vorzustellen.

Besonders arme Menschen brauchen Hilfe. So mußte ich zu einer in schlechten häuslichen Verhältnissen lebenden sechzehnjährigen Schülerin wegen Geburtswehen. Sehr bald wurde hier das Kind geboren, hineingeboren in einen Großkreis von Menschen, die nur von der Hand in den Mund lebten. Immer wieder mußte ich mich wundern, daß gerade unter solchen schlimmen sozialen Bedingungen alles gut ging. Möglicherweise sind diese Menschen durch Unwissenheit über den Geburtsverlauf so entspannt, daß oft alles, wie bei Naturvölkern, problemlos verläuft. Eine Hebamme zog man aber immer hinzu. Zu wem sonst sollte man noch größeres Vertrauen haben? Wer weiß wohl besser unter welchen Umständen Kinder geboren werden? Niemand kann so gut die Not erkennen und sehen, wo geholfen werden muß. Es gibt aber in Deutschland auch noch Frauen, die nicht wissen, daß sie laut Gesetz zur Entbindung eine Hebamme hinzuziehen müssen. So gab es eine deutsche Erstgebärende, die erst nach ihrer vollendeten Geburt den Notarzt bestellte. Dieser leistete erste Hilfe und ließ mich rufen.

Inzwischen war es Sommer geworden. Unser Herrgott hatte mir bei all der vielen Arbeit Einhalt geboten. Ich stürzte so unglücklich, daß mein rechtes Bein eingegipst werden mußte. Erst nach Entfernung des Gehgipses - nach fast vier Wochen - konnte ich wieder arbeiten. Alle dazwischen geborenen Kinder mußten in den umliegenden Kliniken auf die Welt kommen. Nur Maria, eine Drittpara, kam auf den letzten Drücker zu mir in die Wohnung, wo sie wenige Minuten danach in meinem Arbeitszimmer mit Hilfe meiner Mutter - der alten Hebamme - ihr Kind bekam. Mein Mann fuhr die frisch entbundene Frau und ihr Kind nach einigen Stunden als "ambulant" Entbundene zurück in ihre Wohnung.

Als ich wieder arbeiten konnte, wurde ich zunächst zu einer Frau gerufen, die ihr siebtes Kind erwartete. Ich hatte sie schon mehrmals entbunden. Jetzt war genau der Tag ihres errechneten Termins. Zu meinem großen Erschrecken kam mit dem Blasensprung nur ganz wenig grünliches, stark mekoniumhaltiges und übel riechendes Fruchtwasser. Das war ein Zeichen, daß es dem Ungeborenen im Mutterleib nicht gut ging. Es hatte einen Sauerstoffmangel erlitten und dadurch einen großen Teil seines schwarzen Stuhles *(Mekonium)* in das helle Fruchtwasser abgegeben, wodurch sich dieses grünlich verfärbt hatte.
Obgleich die kindlichen Herztöne gut waren, rief ich in jener Nacht vorsorglich den Notarzt, weil dieser am schnellsten da sein konnte. Er konnte das stark übertragene Kind mit Erfolg wiederbeleben und dem Kinderkrankenhaus zuführen. Es konnte nach zwei Wochen entlassen werden. Kein Mensch hätte zuvor an eine Übertragung gedacht. Rechenfehler kann es umgekehrt auch geben, obwohl die Patientin alle ärztlichen Vorsorgeuntersuchungen in Anspruch genommen hatte.

Einige Tage später rief mich eine Mehrgebärende nach Nauheim. Obgleich wir auch alle anderen Kinder gemeinsam zu Hause auf die Welt gebracht hatten, wollte es diesmal nicht gehen. Die Ursache war ein hoher Gradstand. Nicht etwa vorliegende kleine kindliche Teile waren die Ursache, sondern die ausgebliebene Formanpassung des kindlichen Kopfes zum mütterlichen Becken. Ich versuchte, durch zielgerechte Lagerung der Kreißenden die Drehung

des kindlichen Köpfchens zu erreichen. Leider gelang das nicht. Lediglich der Muttermund hatte sich eröffnet. Da der kindliche Kopf im hohen Gradstand verharrte, mußte ich letzten Endes die Patientin ganz gegen deren Willen zur Geburtsbeendigung doch noch in die Klinik bringen.
Dort wurde die Geburt in meinem Beisein durch eine hohe Zange beendigt. Zur Durchführung dieser Geburtsbeendigung mußte ein Pudendusblock angelegt werden. Durch Injektionen wurden die Nervenbahnen in der Scheiden-Damm-Gegend schmerzfrei blockiert, um der Kindesmutter diese Art der Entbindung erträglich zu machen. Das Kind blieb hiervon unberührt. Trotz der schweren Geburtsbeendigung verließ die Patientin auf ihre eigene Verantwortung ambulant die Klinik. Ich versorgte sie im Wochenbett weiter. Mutter und Kind blieben gesund.

Ebenfalls einen hohen Gradstand erkannte ich bei einer Pfarrersfrau, die ihr zweites Kind erwartete. Zu ihr wurde ich in eine nahe gelegene Kleinstadt zur Hausgeburt gerufen. Ich zog ihren Frauenarzt hinzu. Dieser hochkarätige Gynäkologe, ein Freund des Hauses, übernahm die Verantwortung für die Hausgeburt. Durch mehrstündige Seitenlagerung konnte die willensstarke Kreißende die Geburt so weit selbst beeinflussen, daß sich das Köpfchen des Kindes doch noch drehte und sich dadurch in das Becken einstellen konnte, wodurch ein Kaiserschnitt verhütet werden konnte. Ein gesunder Knabe konnte zu Hause das Licht der Welt erblicken.

In einer kleinen Gemeinde beabsichtigte eine Frau eine Hausgeburt. Ihr Ehemann war nicht damit einverstanden. Deshalb riet ich ihr zur ambulanten Entbindung. Ein hoher Gradstand verhinderte ohnehin die Hausgeburt. Eine Lagerung zu Hause wäre bei ihr auch nicht möglich gewesen, weil dazu die absolute Überzeugung und der Wille beider Partner erforderlich ist.
Ich schickte die Kreißende zur Beendigung der Geburt ins Krankenhaus, wo sie leider - nach vergeblichen Seitenlagerungsversuchen - nur durch Kaiserschnitt entbunden werden konnte. Dies war für die Patientin ein großer Schock, denn jetzt konnte sie nicht ambulant nach Hause gehen.
Die sonst so resolute Frau machte im Krankenhaus, psy-

chisch bedingt, in den ersten vier Wochenbett-Tagen große Schwierigkeiten. Am fünften Tag verließ sie auf eigene Verantwortung die Klinik. Der gleiche engagierte Gynäkologe wie bei der vorgeschilderten Hausgeburt übernahm ihre Betreuung zu Hause. Ich führte die weitere Wochenbettpflege durch. So verlief alles unkompliziert. Die junge Mutter sagte mir, sie sei, als sie die Kirchturmspitze ihres Heimatortes gesehen habe, wieder gesund gewesen.

Der Herbst war schon fast vorbei, und der Winter stand vor der Tür. Es war ein Sonntag, als früh am Morgen das Telefon klingelte. Ich wurde nach Stockstadt am Rhein gerufen. Noch wallten die Nebelschleier über Felder und Wiesen, und ich konnte nur sehr langsam fahren. Als ich endlich dort ankam, war das Kind samt Plazenta geboren. Wieder einmal war mit Gottes Hilfe alles gut gegangen.
Als ich zurück fuhr, war der Nebel bereits verdunstet. Der Tag lag im Herbstlicht. Ich freute mich an den bunt verfärbten Blättern der Bäume. Das herbstliche Land war wunderschön!
Ich erledigte dann gleich meine Wochenbettbesuche. Bis ich damit fertig war, senkte sich schon wieder langsam die Dämmerung über das Land. Es war schon Abend, als ich heimkam. Ein schöner Sonntag war zu Ende gegangen. Danach konnte ich nach Hause fahren und mich ganz dem Genuß des Feierabends hingeben.
Noch bevor ich mich zur Ruhe legte, machte ich mit meinem Mann einen kleinen erholsamen Spaziergang durch die Straßen unter sternklarem Himmel, womit ein arbeitsreicher Tag harmonisch ausklang.

Schon in der folgenden Nacht war ich wieder unterwegs. Mein Weg führte diesmal nach Reinheim im Odenwald. Jetzt war der Himmel bedeckt. Manchmal schimmerte der Vollmond durch die Wolkenfetzen. Es war herbstlich kühl, und Regenschauer fegten über das Land. Die Kreißende erwartete ihr erstes Kind. Wir wußten, daß es eine falsche Lage hatte. Auch der Arzt wußte Bescheid. Mit seiner Hilfe konnte ich in der Nacht die Beckenendlage nach Bracht entwickeln. Jetzt konnten wir wieder einer glücklichen Mutter ihr winziges Bündel in den Arm legen.

Nur keine Müdigkeit vorschützen: So lautete mal wieder die Devise in diesen Tagen. Das Abendrot erlosch. Am Firmament flimmerten bereits die ersten Sterne, als ich zu einer Hausgeburt in einer 30 km südwestlich gelegenen Kleinstadt unterwegs war. Zu aller Zufriedenheit wurde hier das erste Kind gesund geboren. Insgeheim freute ich mich schon auf mein Bett. Aber ich hatte die Rechnung ohne den Wirt gemacht. Auf meinem Heimweg wurde ich über Funk in die entgegengesetzte Richtung beordert. Dreißig Kilometer Rückweg plus zwanzig Kilometer nördlich mußte ich nun fahren, bis ich am Ziel angelangt war.
Hier erwartete mich ein junges Elternpaar. Es dauerte noch ein Weilchen, bis das kleine Mädchen das Licht der Welt erblickte. Tief ergriffen erlebte auch der Ehemann den Ablauf der Geburt seines süßen Kindleins. Beide Eltern umarmten mich innig und versuchten so, mir ihre Dankbarkeit für meine stundenlange Hilfeleistung auszudrücken.
Als ich nach Hause fuhr, bedeckte der erste Reif die Erde und eine müde Herbstsonne spielte den Morgen ein. Ich machte mich frisch. Nach einer kurzen Ruhepause besuchte ich meine Wöchnerinnen. Inzwischen war es Spätnachmittag geworden. Die anstrengende Nacht mit all ihren Ereignissen und der sich anschließende Arbeitstag erforderten viel Ausdauer. Am frühen Abend fiel ich in einen tiefen Schlaf, aus welchem ich am nächsten Morgen wieder vollgetankt mit neuer Kraft erwachte.
Anfang Dezember mußte ich bei einer in einer ärztlichen Privatpraxis entbundenen Frau einen Wochenbettbesuch machen. Sie wohnte in Dreieichenhain. Es war für mich wieder ein sehr weiter Weg, aber es stand leider keine näher wohnende motorisierte Hebamme zur Verfügung. Gerade diesen Tag werde ich nicht vergessen. Ich fuhr gegen Mittag auf der Bundesstraße drei. Es begann zu regnen, und der Regen fror sofort an der Scheibe. Man konnte im wahrsten Sinne des Wortes sagen: "Es regnet Glatteis." Wahrscheinlich fuhr ich angesichts dieser Witterungsverhältnisse doch noch zu schnell, denn mein Wagen drehte sich plötzlich um 180 Grad. Ich stand wieder in südlicher Richtung. Ach, war ich froh, daß ich niemanden gefährdet hatte!

Zunächst dachte ich: "Ein Wink des Himmels?" Trotzdem wendete ich meinen Wagen und fuhr auf die Autobahn. Sehr bald bereute ich diesen Entschluß, denn auf der gegenüberliegenden Seite sah ich einen umgestürzten LKW liegen. Aber jetzt gab es kein Zurück mehr. Nur im Schritttempo kam ich auf der spiegelglatten Autobahn voran. Noch viel schlimmer war dann die Autobahnabfahrt. Mein Wagen rutschte ständig zur Seite. Es ging alles so langsam! Zu Fuß wäre es schneller gegangen. Immer wieder stand mein Auto schräg nach rechts, es war zum Verzweifeln! So tastete ich mich, trotz eisiger Kälte schwitzend, bis zur Landstraße vor. Es kam mir vor, als sei außer mir kein Mensch mehr auf dieser Welt. Wann ich endlich am Ziel war, weiß ich heute nicht mehr. Ich weiß nur, daß ich von diesem Wochenbesuch erst nach Einbruch der Dunkelheit erschöpft, aber ohne Schaden, nach Hause kam. Weitere Wochenbesuche konnte ich an diesem Tag nicht mehr durchführen.

Zum Jahresbeginn 1977 war es winterlich kalt, und es lag außergewöhnlich viel Schnee. Früh um sechs Uhr wurde ich zu einer Hausgeburt nach Neutsch in den Odenwald gerufen. Die Kreißende erwartete ihr zweites Kind. So machte ich mich in Gottes Namen wieder einmal auf den Weg. Es war sehr glatt, weshalb ich zwangsläufig langsam fahren mußte. Ich befand mich noch im Raum Darmstadt, als mich über Funk die Nachricht erreichte, daß das Kind bereits geboren sei. Ich bedankte mich und sagte: "Da müßte ich jetzt einen Hubschrauber haben!"

Nun, meine Fahrt ging in den vorgefahrenen Spuren im Schnee langsam weiter. Trotzdem fuhr mir ein entgegenkommender PKW in einem kurvenreichen Waldgebiet aufgrund des Glatteises frontal auf meinen Wagen auf. Nach dem Zusammenprall stand er quer vor meinem Wagen.

Ich war sehr erschrocken, erlitt jedoch keinen körperlichen Schaden. Über Funk forderte ich die Polizei an, die bedingt durch die Witterungsverhältnisse auch erst erheblich verspätet eintraf. Mit Blechschaden konnte ich danach weiterfahren. Der Kindesvater hatte inzwischen zur Selbsthilfe gegriffen und sein Kind mit Bindfaden abgenabelt, gebadet und angezogen. Auch die Plazenta präsentierte er mir, als ich kam. Jetzt mußte ich nur noch ordnungsgemäß abnabeln, messen, wiegen usw. und die Mutter begutachten. Es war alles in Ordnung. Bei strahlender Wintersonne fuhr ich mit meinem beschädigten Fahrzeug zurück. Während der Reparatur mußte ich wegen der weiten Wege einen Leihwagen benutzen. Mit diesem fuhr ich die nächsten Tage noch vorsichtiger.

Trotz dieses leidigen Unfalles freute ich mich immer wieder, wenn ich durch die verschneiten Wälder fuhr und die unzähligen Eiskristalle durch die Wintersonne wie Diamanten funkeln sah. Wenn ich dann ausstieg, merkte ich, wie durch die klirrende Kälte jeder Schritt auf der festgetretenen Schneedecke laut knirschte.

Obgleich ich durch reichlich Berufsarbeit gut ausgelastet war, wollte es mein Naturell, daß ich an Fasching zur Freude der Menschen und zur Ehre unseres Berufsstandes als Hebamme in die Bütt stieg. Viele Menschen hatten mich nur von einer weniger lustigen Seite gekannt. Jetzt erzielte ich durch Anekdötchen aus meinem Berufsleben große Lacherfolge. So sah es wenigstens die Presse. Damit machte ich viele Menschen wieder auf uns Hebammen aufmerksam. Ich war zwar hier in der Umgebung als motorisierte freipraktizierende Hebamme alleine. Aber da arbeiteten auch noch in den Kliniken Kolleginnen - Hebammen -, die bei jeder Geburt das Kind aus dem Mutterschoß "herausheben" und dem Neugeborenen einen guten Start in eine große, unermeßliche Welt ermöglichen. Selbst bei operativen Entbindungen (Kaiserschnitt) ist es immer eine Hebamme, die das Kind als erste in Empfang nimmt und versorgt. Dies alles habe ich auf eine fröhliche Art den Menschen weitergegeben.

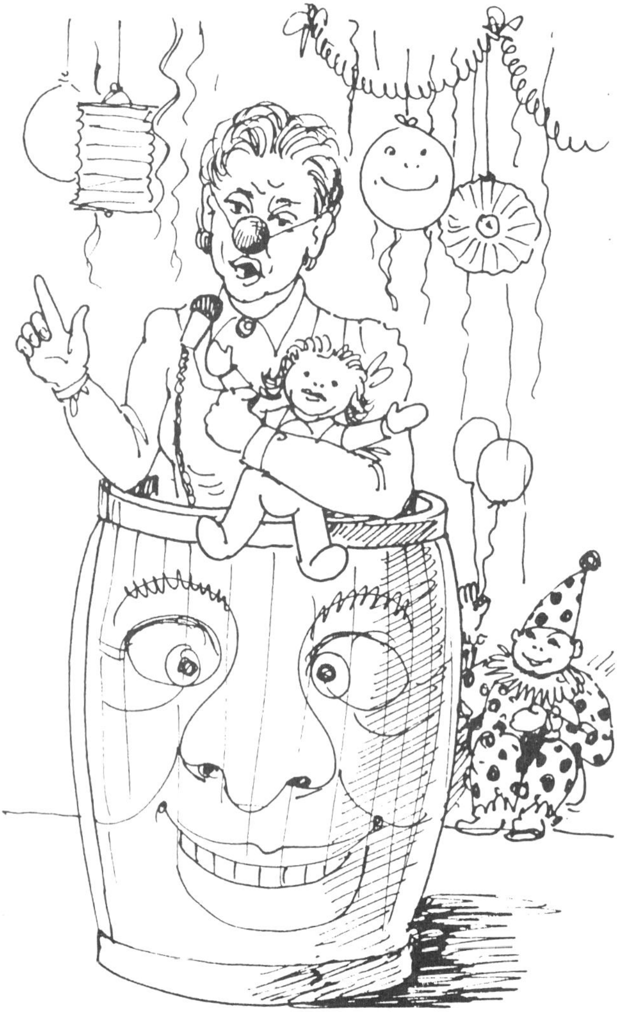

Hausgeburt oder Klinikgeburt? Beginn der öffentlichen Diskussion

Ein süßes Geheimnis verband mich im Jahre 1977 mit einem siebenjährigen Jungen, dem ersten Kind einer jungen Mutter. Ich kannte ihn vorher nicht. Sein Vater, ein Bäcker, war bereits sehr früh zu seiner Arbeit gegangen, als bei seiner Frau Geburtswehen einsetzten. Heimlich und gern schmuggelte sich der Junge in die Ehebetten, wenn der Papa weg war und schlief da weiter. So auch heute. Währenddessen mußte mich die Kreißende rufen. Sie hatte gute Wehen. Ich untersuchte sie, und wir waren uns darüber im Klaren, daß wir uns relativ ruhig verhalten mußten.
Bald setzten die Preßwehen ein, wodurch der in Vaters Bett schlafende Bub leider doch erwachte. Jetzt standen wir vor einer etwas peinlichen Situation. Außer uns war niemand im Haus, und ich konnte jetzt das Kind nicht einfach vor die Tür stellen. Liebevoll sprach ich ihn an und erklärte ihm, daß seine Mama jetzt ein Baby bekomme, und er dabei sein dürfe, wenn er ganz brav sei. Der kleine Kerl war hellwach! Ich zeigte ihm dann das soeben kommende, schwarz behaarte Köpfchen des Kindes und ließ ihn die Härchen streicheln.
Nun feuerte er wie auf dem Fußballplatz seine Mutter an, daß sie doch drücken solle, damit das Baby ganz herauskomme. In der nächsten Preßwehe war es geboren. Uns beiden standen vor Rührung die Tränen in den Augen. Nun nabelte ich das kleine Mädchen ab und legte es auf ein Kissen auf den Tisch in dem nebenan gelegenen Wohnzimmer. Dort paßte der "große" Bruder auf, daß sein Schwesterchen nicht herunterfiel, während im Schlafzimmer bei der Mutter die Plazenta kam. So verlief alles zum Guten. Der Kleine erklärte mir, daß nur er ganz alleine wisse, wo das Kind hergekommen sei, und er würde es niemandem verraten. Nicht einmal seinem Papa wollte er sein süßes Geheimnis preisgeben!

Wenig später begleitete ich eine ähnlich positive Geburt, bei der ein Kind die Geburt seiner Schwester erlebte. Eine junge Lehrerin wollte eine Hausgeburt machen. Wegen der weiten Entfernung konnte ich ihr keine feste Zusage machen. Deshalb entband sie ambulant in der Wohnung einer Bekannten in der nahegelegenen Stadt. Die Wochenbettpflege führte ich danach in ihrer eigenen Wohnung durch.

Absprachegemäß sollte ich sie zwei Jahre später zu ihrer zweiten Entbindung in ihrer Wohnung abholen, um sie wieder in der gleichen Wohnung in Darmstadt zu entbinden. Doch es war zu spät. Das Kind wurde sofort nach meinem Eintreffen bei ihr zu Hause geboren. Das war auch gut so, denn hier konnte ihre sechsjährige Adoptiv-Tochter dabei sein. Diese fragte ihre Mutter nun, ob sie ihr auch so Schmerzen gemacht habe, als sie aus ihrem Bauch kam. Das veranlaßte nun die Mutter, dem Kind seine andere Herkunft zu erklären. Sie sagte der neugierigen Kleinen: "Nein, du hattest eine andere Mutti. Als du geboren wurdest, war ich dabei. Deine Mutti weinte und sagte, daß sie kein Geld für deine Kleider und dein Essen habe. Deshalb hat sie dich mir mitgegeben." Die Kleine freute sich und sagte: "Da habe ich aber Glück gehabt, daß du mich genommen hast, sonst wäre ich verhungert."
So hat das Kind seine andere Herkunft relativ früh erfahren und, wie ich glaube, auch gut verkraftet. Da dieses Adoptivkind im gleichen Jahr eingeschult wurde, wäre die Aufklärung ohnehin notwendig geworden, denn es hatte eine dunkle Hautfarbe. Da die Hautfarbe eines Menschen keine Minderwertigkeit darstellt, hatten diese Eltern die Verantwortung für dieses Kind übernommen - obwohl sie wußten, daß zweifellos im späteren Leben Unrecht und Schwierigkeiten auf sie zukommen würden.
Während meines Berufes habe ich schon einige Mischlingskinder entbunden und gesehen, daß die Probleme meist gar nicht so groß sind, wie man befürchtet. Letztendlich sind auch sie Menschen aus Fleisch und Blut wie du und ich.

Die nächste Geburt stand an. Ich wurde von einer Zweitgebärenden gerufen, die sich von ihren Wehen "überfallen" fühlte. Deshalb rief sie auch gleichzeitig den Notarzt. Sie hatte recht. Es war eine Sturzgeburt, bei der wir beide gleichzeitig Hilfe leisten mußten.

Der Notarzt mußte das allzu schnell geborene Kind beatmen und anschließend mit dem Transport-Inkubator ins Kinderkrankenhaus verlegen, von wo aus es in eine Universitätsklinik weitergeleitet wurde. Leider verstarb es dort am nächsten Tag wegen innerer Mißbildungen.
Nach Beendigung dieser Geburt wurde ich über Funk zu einer bereits vollendeten Hausgeburt nach Pfungstadt-Hahn gerufen. Fünfundzwanzig Kilometer waren es bis dorthin. Es war ein weiter Weg, der eine lange Fahrzeit erforderlich machte. Aber es war keine näher wohnende Hebamme da. Ich bangte sehr um Mutter und Kind, ganz besonders deshalb, weil ich soeben wieder erlebt hatte, wie ein Neugeborenes auf Wiederbelebung angewiesen sein kann. Aber als ich dort ankam, war alles in Ordnung. Der Vater sagte mir, das Kind habe sofort geschrien. Er hatte es auf den Bauch seiner Mutter gelegt. Hier beruhigte es sich sofort und schlief noch, als ich kam.
Nachdem ich Mutter und Kind versorgt hatte, durfte ich auf meinem Heimweg wieder einmal die Schönheit des Sonnenuntergangs genießen.

Bei eisiger Kälte und viel Schnee gab es in allen Richtungen Hausgeburten. Ich brachte viele Stunden auf der Landstraße zu. Es war gar nicht leicht, bei so schlechten Witterungsverhältnissen zu fahren. Täglich tuckerte mein Auto mit mir etwa 120 bis 150 Kilometer bei Tag und Nacht, bei Wind und Wetter. Ich frage mich noch heute, wie ich das wohl aushalten konnte.

Ich war froh, als es milder wurde und der Wagen noch heil war. Da kam eines Abends ein mir bekanntes Ehepaar zur Anmeldung ihres neunten Kindes. Diesmal wird es das letzte sein, meinten sie. "Das haben Sie aber schon mehrmals zu mir gesagt", konnte ich nur antworten. Ich hatte geglaubt, daß sich diese Mutter endlich zur Sterilisation entschlossen hätte. Aber dem war nicht so. Jetzt erzählten sie mir, was sich zwischenzeitig bei ihnen abgespielt hatte. Die Schwangere sagte mir, daß sie, als sie zu ihrem großen Erschrecken feststellte, daß sich wieder ein Kind angemeldet hatte, zu ihrem Mann gesagt hatte: "Jetzt kommst du

nicht mehr eher an meinen Körper, bis du dich hast steril machen lassen. Wenn dieses Kind auf der Welt ist, habe ich meine Schuldigkeit getan."
Das hatte ihr Mann auch ernst genommen, denn er kannte seine resolute Frau am besten. Mit seiner Einwilligung leitete sie alles in die Wege. So wurde der für ihren Mann harmlose Eingriff bereits in ihrem dritten Schwangerschaftsmonat ambulant vorgenommen. Ganz stolz bestätigte mir der Mann, daß dies für ihn keinerlei Folgen gehabt habe, und er bereue, daß er es nicht früher getan habe. Das war keine schlechte Lösung ihres Problems!
Immer wieder gab es Reibungen mit den Kliniken. Eine junge Zweitpara hatte sich bei mir zur Hausgeburt angemeldet. Das erste Kind hatte sie in der Klinik geboren. Jetzt rief sie mich erst in der Regressionsphase.

Die Regressionsphase ist der Übergang, bzw. die Zeitspanne, die nach der Eröffnungsperiode in die Austreibungsperiode (man kann sie auch Übergangsphase nennen) übergeht. Dies ist die schmerzhafteste Phase bei der Geburt, weil durch immer häufigere und starke Wehen die notwendige Muttermundseröffnung und das Tiefertreten des Kindes bewirkt wird. Die Austreibungsperiode wird durch aktive Mitarbeit der Kreißenden beim Pressen erträglicher.
Durch die extreme Belastung kann es unter Umständen zu einem Dammriß kommen. So auch hier. Erst beim Dammschutz sah ich den sehr narbigen Damm, weshalb ich eine Episiotomie anlegte. Bald kam Klein-Daniela zur Welt. Trotzdem weitete sich der Dammschnitt zu einem Dammriß dritten Grades aus. Der zugezogene Hausarzt schickte Marianne zur ambulanten Damm-Naht in die Klinik. Dort wurden wir beide mit Vorwürfen überhäuft: "Hätten Sie bei uns entbunden..." usw. Aber die nicht schüchterne Kindesmutter verwies darauf, daß ihr das Gleiche bei ihrer ersten Entbindung in diesem Krankenhaus auch passiert war.

Ein Glück, daß ich über die Kinderkrankheiten meines Berufes hinweg war. Allmählich hatte ich Krokodilshaut bekommen, so daß ich mich nicht mehr sonderlich aufregte. Meine Patientin wurde ambulant genäht. Die Wundheilung ging auch zu Hause sehr gut vonstatten.

Zwei Frauen, die erste wohnte in Darmstadt, die zweite in Griesheim, hatten den gleichen Gynäkologen. Sie entbanden beide am selben Tag. Bei beiden mußte ich den Frauenarzt zuziehen, weil sich nach der Entbindung die Nachgeburt nicht löste. Es wurde jeweils eine manuelle Plazentalösung erforderlich, die der Gynäkologe selbst mit meiner Hilfe ambulant in der Klinik durchführte.

Auch die Vollmondnächte dieses Monats lösten wieder überall Wehen aus. Da entband ich zunächst in Bickenbach an der Bergstraße eine Lehrerin. Es war in diesem Ort die erste Hausgeburt nach vielen Jahren, die durch die Presse einiges Aufsehen erregte.

Mein Nachhauseweg führte über die Autobahn. Über Funk kam der Ruf zu einer Hausgeburt nach Braunshardt und sofort danach zu einer Entbindung in Darmstadt. Ich beschleunigte unbewußt meine Fahrweise und wurde von der Polizei "geknipst". Dies wurde mir jedoch erst bewußt, als ich nach knapp sechs Wochen mein Strafmandat erhielt. Die Hauptsache aber war: Alle drei Frauen konnte ich nacheinander erfolgreich zu Hause entbinden.

Bei der Hausgeburt wurde die Mutter-Kind-Beziehung schon immer in den Mittelpunkt gestellt. Dadurch findet eine wichtige Prägung statt: Mutter und Kind lernen sich ganz wesentlich kennen und lieben. So bildete die Hausgeburt einen Gegensatz zur Klinikgeburt, bei der man damals üblicherweise das Kind sehr schnell von der Mutter trennte. Dies war sehr schmerzlich für die Mutter, von dem Kind ganz zu schweigen. Neun Monate lang lag das Kind im Mutterschoß, und jetzt, ganz plötzlich, wird es entfernt. Dies muß ein Schock für das kleine Wesen sein! Die Welt des Ungeborenen drängt schon stark in das Wesen und die Natur der Mutter hinein. Eine spontan entbundene Mutter ist nach der Geburt durch ihren Adrenalin-Ausstoß oft stundenlang hellwach und so in der Lage, ihr Baby beim Stillen sehr lange mit Liebe anzusehen. Auf Wunsch legte ich der Mutter ihr Neugeborenes, noch bevor ich es abnabelte, auf den Bauch oder in den Arm.

Ab jetzt ging man in der Klinik tagsüber zum Rooming-In über, um auch hier eine bessere Mutter-Kind-Beziehung aufzubauen. Rooming-In in der Klinik ist das, was man in der Hausgeburtshilfe schon eh und je praktizierte. Hier hat man schon immer Mutter und Kind im gleichen Raum untergebracht. Das hatte unter anderem den Vorteil, daß das Kind nach seinen eigenen Bedürfnissen gestillt werden konnte. Jedoch waren viele Kliniken noch nicht voll für diese sicher nicht schlechte Umstellung eingerichtet. Von diesem Zeitpunkt an begann man nun auch in den Krankenhäusern den Kreißenden den Beistand ihres Ehemannes oder Freundes bei der Entbindung zu gestatten. Aber es wird noch ein langer Weg sein, bis es sich überall durchgesetzt haben und für alle Frauen ein annehmbarer Mittelweg gefunden sein wird.

Für mich bestand Hoffnung, daß ich bald nicht mehr allein in der freien Praxis arbeiten müßte. Zwei sich jetzt in der Ausbildung befindenden Hebammenschülerinnen wollten sich nach ihrem Examen im hiesigen Raum in freier Praxis niederlassen. Deshalb fuhren sie auch während ihrer Ausbildungszeit kurzzeitig mit mir zu Wochenbettbesuchen, um eine konkrete Vorstellung von ihrer späteren Tätigkeit zu gewinnen. Leider kam es dann anders. Beide Kolleginnen erhielten nach ihrer Ausbildung keine Niederlassungserlaubnis, obwohl bekannt war, daß ich im Großraum Darmstadt noch immer die einzige motorisierte freiberufliche Hebamme war. Nach dem Examen arbeitete eine junge Hebamme im Krankenhaus. Die andere fand Arbeit bei einem engagierten Frauenarzt. Und ich blieb, wie zuvor, wieder allein!

Insbesondere Erstgebärende aus mittleren und gehobenen Schichten entschieden sich oft für eine Hausgeburt. Viele dieser Frauen, alle nicht mehr sehr jung, hatten sich nach intensiver Überlegung bewußt für die Hausgeburt entschieden. Diese Entscheidung mag mit dadurch verursacht worden sein, daß immer mehr Klinikärzte über Zeitungsberichte für die Entbindung im Krankenhaus öffentlich geworben haben. "Technik verringert Risiko", oder "Hausgeburt, ein unnötiges Risiko", so prangte es in großen Überschriften in den Zeitungen. Befürworter der Hausgeburt fühlten sich veranlaßt, darauf zu antworten, indem sie - wiederum in der Presse - sehr viele Befürchtungen widerlegten. Eine öffentliche Diskussion kam in Gang. Immer mehr Eltern bedankten sich öffentlich in Verbindung mit Geburtsanzeigen ihrer Kinder in den Zeitungen für meine Hilfeleistung, was erneut wachsendes Vertrauen zu mir erbrachte. Selbst schwangere Frauen, die sich der Homöopathie verschrieben hatten, und die fast alle nicht mehr sehr jung waren, meldeten sich für die Geburt ihres ersten Kindes zur Hausgeburt bei mir an. Ich kenne keine Frau, die ihren Entschluß bereut hat.

Eine Arztfrau machte mit mir eine Hausgeburt. Ihr Mann war im Krankenhaus beschäftigt, und er fand dort keinerlei Verständnis dafür, daß er der Hausgeburt den Vorrang gab. Zwei Jahre später wurde er versetzt.
Eines Tages teilte mir dieses Ehepaar mit, daß sie in ihrer neuen Heimat das zweite Kind geboren hatten. Sie erreichten es nur mit List und Tücke, daß auch dieses Kind das Licht der Welt in ihren eigenen vier Wänden erblicken konnte. Da muß man sich doch fragen, was manche Frauen bewegte, zu Hause zu entbinden. Verantwortungslosigkeit? Bestimmt nicht!

Sie alle hatten die Möglichkeit, eine "humane" Klinikgeburt, in der sie "entbunden werden", unter die Lupe zu nehmen und entschieden sich trotzdem für die Hausgeburt, in der sie selbst entbinden dürfen. Es waren Grundbedürfnisse dieser Frauen. Sie berichteten über ihre positiven Erfahrungen bei ihrer Entbindung mit mir auch öffentlich.

Eine von mir entbundene 32-jährige Erstgebärende veranlaßte im Auftrag einer Frauengruppe, daß in einer großen Tageszeitung eine ganzseitige Reportage mit Bildern veröffentlicht wurde. Hiergegen opponierte die Klinik aufs neue. Von der Krankenhausseite war man von meiner Tätigkeit nicht sehr angetan.

Aber meine freiberufliche Tätigkeit als Hebamme wurde dennoch in stets weiteren Kreisen bekannt. Immer öfter wurde ich zur Durchführung von Hausgeburten gebeten. Vielerorts tätigte ich die erste Hausgeburt seit vielen Jahren. So kam es, daß immer öfter die jeweiligen Bürgermeister die Neuankömmlinge ihrer Gemeinde und deren Eltern mit Blumen im Haus begrüßten. Die Presse war immer dabei.
Ich betreute außerordentlich gern Hausgeburten. Ich bedauere nur, daß die jungen Kolleginnen nicht für Hausgeburten zur Verfügung standen.

Vielfältige Erlebnisse und ergreifende Vorfälle

Obwohl ich stets alle Hände voll zu tun hatte und immer weite Wege zwischen meinen Tätigkeiten lagen, war ich trotzdem rundherum zufrieden. Ich war in meinem Element. Die immer wieder überwältigenden Eindrücke in der Natur ließen mir die Not zur Tugend werden. Ich freute mich auf meinen Wegen an der Schönheit der Landschaft und konnte mich dadurch sehr gut entspannen.

An einem sonnigen Sonntagvormittag wurde ich zu einer Erstgebärenden nach Stockstadt am Rhein gerufen. Mein Weg führte mich weite Felder entlang. Schwere goldene Ähren wogten hin und her. Wieder erfreute ich mich an der Natur.

Aber jetzt wurde ich dringend erwartet. Die Eröffnungsperiode meiner Kreißenden war abgeschlossen. Bald war das Kind geboren. Leider war ein Dammriß entstanden. Ihr Gynäkologe hatte keinen Sonntagsdienst, weshalb ich seine Vertretung rufen mußte. Dieser Arzt wollte erst gar nicht kommen, was mich veranlaßte zu fragen, ob er denn noch nie eine Frau genäht habe. Da fühlte er sich wahrscheinlich angegriffen. Empört antwortete er, daß er das natürlich gelernt habe. Er kam dann auch und setzte eine gute Naht. Erst danach gestand er mir, daß er eigentlich Augenarzt sei, und es schon lange zurück läge, daß er eine solche Tätigkeit durchgeführt habe. Wichtig war aber nur, daß die Patientin nicht ins Krankenhaus mußte, und daß alles gut verheilte.

Ich hatte nie sonntags frei. Auch an Sonntagen wurden Kinder geboren, und es war für mich keine Vertretung da.

Aufgrund der vielen Anmeldungen sah ich mich gezwungen, bei mir im Hause Sprechstunden einzurichten. Ich verlegte diese auf vier Abende in der Woche. So hatten die Schwangeren und ihre Männer oder Partner Gelegenheit, sich einmal ausgiebig auszusprechen bzw. zu informieren.

Erst danach machte ich bei ihnen einen Hausbesuch, um mich über die Verhältnisse für die geplante Hausgeburt zu informieren. Paare, die gewillt waren, zu Hause zu entbinden, bauten auf meinen Vorschlag fast immer ihr Entbindungsbett auf eine von mir gewünschte Höhe und sorgten für entsprechende Beleuchtung. Nach solchen Vorbereitungen war für mich die Durchführung einer Hausgeburt weitgehend angenehmer, als die Kreißende auf einem tiefen Bett zu entbinden.

Mein Mann vertrat die Ansicht, daß wir endlich den längst fälligen Urlaub antreten sollten. Meine mit uns im Haushalt lebende Mutter konnte es nicht fassen. Sie selbst war nie im Leben in Urlaub gewesen. Sie war außer sich und konnte die Welt nicht mehr verstehen. Wir versuchten, sie von unserem Vorhaben zu überzeugen, leider vergeblich.

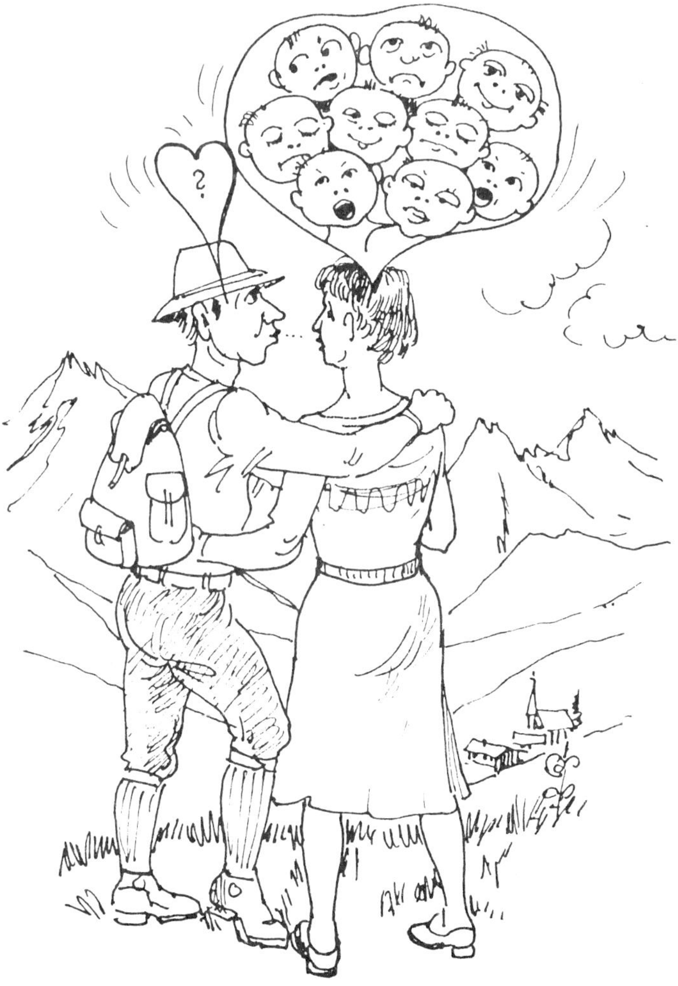

Trotzdem fuhren wir für vierzehn Tage fort. Wieder waren die Alpen das Ziel. Schon früher einmal hatte mich die Schönheit dieser Gegend fasziniert. Es sollte eine willkommene Entspannung nach anstrengender, aber gern verrichteter Arbeit werden.
Doch wieder fiel es mir schwer, ganz abzuschalten und einmal richtig zu faulenzen. Wenn ich ehrlich bin, muß ich gestehen, daß ich diesen Urlaub in erster Linie meinem Mann schuldig war. Gerade er hatte in unserem Eheleben viel zu wenig von mir gehabt. Durch meine viele Arbeit konnte von einer normalen Mann-Frau-Beziehung kaum mehr die Rede sein. Aber mir war doch sehr daran gelegen, auch meine Ehe zu erhalten.
Nun konnte ich jede Nacht schlafen, ohne gestört zu werden. Aber auch das will gelernt sein! Obgleich der Urlaub schön war - einmal andere Luft zu atmen, Berge und Täler zu sehen -, konnte ich den inneren Abstand und die innere Ruhe in diesen sonnendurchfluteten Tagen nicht finden. So war ich froh, als wir wieder zu Hause waren.
Und gleich ging es wieder los.
Brigitte, die junge Kinderkrankenschwester, erwartete mich nach meiner Rückkehr schon mit Schmerzen. Ihr erstes Kind wollte kommen, und die Wehen hatten eingesetzt. Insgeheim hatte ich gehofft, daß sie entbunden haben würde, bis ich zurück war. Wegen Verdacht auf eine Frühgeburt mußte bei ihr schon während der Schwangerschaft eine Cerclage angelegt werden. Der untere Halsteil der Gebärmutter wurde mit Fäden künstlich verschlossen. Aus diesem Grund konnten wir eine Hausgeburt nicht in Erwägung ziehen.
Nun hatte sie mich gerufen, um zu beurteilen, wann sie in die Klinik müsse. Aber die Blase war bereits gesprungen, der Muttermund vollständig eröffnet und das Köpfchen des Kindes in der Tiefe sichtbar, ebenso die nur noch an einer Muttermundslippe hängende Cerclage.
Die Patientin preßte, weshalb ich sofort eine Episiotomie anlegte. Sogleich wurde ein lebensfrischer Knabe geboren. Zur Entfernung der Cerclage und Versorgung der Naht mußte die Patientin in die Klinik geschickt werden. Bis der Krankenwagen eintraf, war auch die Plazenta geboren. In

meiner Begleitung fuhr die junge Mutter ins Krankenhaus. Das Kind ließen wir bei seinem Vater zu Hause. Als wir zusammen in den Kreißsaal kamen, wurden wir für unsere "Tat" ausgeschimpft. Aber ich war ja gewohnt, daß auf meinem Rücken alle Schuld abgeladen wurde. Doch was konnte ich schon dazu? Die Kindesmutter wurde ambulant versorgt und wieder nach Hause entlassen.

Aber ein Unglück kommt selten allein! Schon bei der nächsten Hausgeburt hatte eine Mutter ihr Kind mit der lebensgefährlichen Mißbildung *Spina bifida* geboren. Der untere Teil der Wirbelsäule des Kindes war 2 cm lang geöffnet. Aus dieser Öffnung stülpte sich ein mit Hirnflüssigkeit gefüllter Sack. Das Kind mußte zur Operation in die Universitätsklinik gebracht werden. Große Traurigkeit war in die Familie eingekehrt. Nach mehreren Wochen kam das Kind erst wieder nach Hause. Monatelang wurde es ängstlich beobachtet, bis sich endlich bestätigte, daß es nicht behindert war.

Sehr ergriffen war ich auch von dem folgenden Vorfall. Eine vierzigjährige geschiedene Mutter lebte seit zwei Jahren mit ihren beiden zwölf- und vierzehnjährigen Söhnen ohne Trauschein mit einem noch verheirateten Mann zusammen. Als sich jetzt ein Kind ansagte, verließ er sie und kehrte zu seiner Ehefrau zurück. Aus dieser Situation heraus sah diese werdende Mutter keinen anderen Ausweg als den Gang zum Jugendamt zwecks Freigabe des zu erwartenden Kindes, denn eine Abtreibung kam für sie aus moralischen Gründen nicht in Frage. Trotzdem kam ihr Freund nicht mehr zu ihr zurück. Sie meldete sich bei mir für eine Hausgeburt an. Ich riet ihr davon ab. Da sie aber auf einer Hausgeburt beharrte, setzte ich mich mit dem Jugendamt in Verbindung, wo mir der Werdegang eines solchen Falles erklärt wurde.

Mit Herzbeklemmung sah ich dem Tag entgegen. Und er kam, dieser Tag! Eines Abends wurde ich gerufen. Ich war jetzt aber doch froh, dabei zu sein und selbst an jenem Bett zu sitzen, wo man das Kind nicht wollte. Auch dieses Kind sollte mit einem ganz bestimmten Auftrag in dieses Leben hineinkommen - als ein Kind Gottes.

Die Kindesmutter gebar ihr ungewolltes Kind, ein kleines, süßes rosiges Mädchen, sehr schnell. Es war mir ganz bang ums Herz, als ich das schreiende und zappelnde Wesen vor mir liegen sah. Und kein anderer Mensch als ich lächelte dem Kind froh entgegen. Ich begrüßte es mit Liebe und drückte es an mein Herz. Als dies die Kindesmutter sah, fragte sie, ob sie wenigstens wissen dürfe, was sie geboren habe. Leise hoffte ich, das verschüttete Gefühl dieser Mutter ausgraben zu können. Deshalb sagte ich ihr, daß sie nicht nur wissen dürfe, daß sie ein Mädchen geboren habe, sie dürfe es auch sehen und behalten, wenn sie dies jetzt wolle - obgleich sie vorab einer Adoption zugestimmt habe. Darauf zeigte ich der Mutter das Kind. Sie aber rührte es nicht an. Ohne eine Miene zu verziehen und ohne Worte blickte sie kurze Zeit das Kind auf meinem Arm an. Danach sagte sie im Befehlston zu mir: "Hinaus mit dem Kind, mein Entschluß steht fest!" Diese Worte gingen mir wie ein Stich durch das Herz.

In ein Badetuch eingeschlagen legte ich das arme Wesen im Wohnzimmer auf den Tisch auf das von mir vorbereitete Kissen. Dann rief ich die mir vom Jugendamt genannten Telefonnummern an. Die erste Frau bedankte sich, und die zweite sagte mit freundlicher Stimme: "Ich komme sofort mit der Bescheinigung und hole das Kind ab." Trotzdem schauderte es mich. Es kam mir wie Kindeshandel vor und war doch legal. Nun wandte ich mich der Mutter zu. Als die Plazenta geboren war, bettete ich sie frisch. Nachdem ich das Kind versorgt hatte, kam die von mir benachrichtigte Frau, um das Kind abzuholen. Sie bat mich, das Neugeborene so lange bei ihr in der Wohnung zu versorgen, bis der Kinderarzt die Zweituntersuchung durchgeführt habe. Erst danach sollte das Kind zu seinen Adoptiveltern kommen.

Bei ihr lernte ich am nächsten Tag die neuen Eltern kennen. Sie erklärten mir, daß die Frau keine leiblichen Kinder haben könne, und sie sich deshalb entschlossen hätten, ihre ganze Liebe einem freigegebenen neugeborenen Kind zu widmen und es als ihr eigenes zu akzeptieren. Sie waren es auch, die ich gleich nach der Geburt angerufen hatte. Sofort

waren sie angereist und blieben solange, bis alle mit der Adoption verbundenen An- und Abmeldungen erledigt waren.
Danach fuhren sie mit dem Kind nach Hause, wo das Kind in neuer Elternliebe und Elternsorge hoffentlich ein tüchtiger Mensch werden wird. Die leibliche Mutter versorgte ich täglich in ihrer Wohnung. Mir kam es manchmal vor, als läge tiefes Leid in ihren Augen. Ihren beiden Söhnen hatte sie gesagt, ihr Kind sei gestorben. Ich selbst mußte leider jeden Tag aufs neue viel Unschönes über ihre jetzige Situation hören, aus der sie leider keinen anderen Ausweg wußte.

Die traurigen Fälle wollten kein Ende nehmen. Überrascht war ich, als mich der Hausarzt einer fünfzehnjährigen Erstgebärenden aus einer Nachbargemeinde zur bereits vollendeten Hausgeburt rief. Eine dort wohnende Kollegin war leider nicht erreichbar. Als ich eintraf, war der Arzt bereits beim Nähen. Er sagte mir, daß die junge Mutter ganz allein entbunden habe.
Diese lebte mit vielen Geschwistern bei ihrer geschiedenen Mutter. Ich versorgte sie und ihr Baby. Als ich es ihr zum Stillen anlegen wollte, sagte sie mir, daß sie das Kind zur Adoption freigeben wolle. Mit ihr und ihrer Mutter führte ich zunächst ein langes Gespräch. Die Kindesmutter war selbst noch zu jung, um eine so schwerwiegende Entscheidung allein zu fällen. Beide Frauen fühlten sich aus einer Notsituation heraus zu diesem schweren Entschluß genötigt. Damit beide Gelegenheit hätten, eine vielleicht übereilte Entscheidung rückgängig zu machen, schlug ich ihnen die vorläufige Verlegung des Neugeborenen in ein Kinderheim vor. In ihrem Auftrag brachte ich nach Beendigung meiner Tätigkeit das Kind selbst dorthin. Bereits nach einer Woche erfuhr ich von dort, daß dieses gesunde Baby inzwischen schon bei Pflegeeltern untergebracht sei. Wieder einmal erlebte ich das Doppel der Fälle, hier leider der traurigen Fälle.

Kap. VI Die achtziger Jahre - Die Mutter war es, was braucht es der Worte mehr?

In allen Himmelsrichtungen regte sich etwas

Zur damaligen Zeit befaßte sich ein renommierter Frauenarzt mit psychosomatischer Geburtsvorbereitung durch autogenes Training. Gruppengespräche mit Schwangeren und deren Partnern brachten für viele Frauen mehr Sicherheit und Zuversicht hinsichtlich der Entbindung und gleichzeitig auch mehr Vertrauen zur Hebamme.
Eine solchermaßen gut vorbereitete "alte Erstgebärende", wurde von einer Sturzgeburt überrascht. Trotz eines Anfahrtsweges nach Goddelau von 20 Kilometern war ich relativ schnell bei der stark wehenden Patientin. Sie hatte bereits Preßwehen. Der Arzt sollte verabredungsgemäß bei der Hausgeburt dabei sein. Deshalb versuchte der ängstliche werdende Vater ständig, bei ihm anzurufen. Inzwischen brachte ich mit seiner Frau das kleine Mädchen auf die Welt.
Beide Elternteile waren von größter Freude erfüllt. Zum Abschied überreichten sie mir ein wunderbares Gedichtchen, selbst geschrieben und mit einem Erstfoto ihres kleinen Lieblings versehen. Man findet es wieder in einem meiner vielen, mein Berufsleben dokumentierenden Alben.
Dieser schönen Hausgeburt folgte in Neu-Kranichstein sofort eine zweite und ohne Unterbrechung und ohne Schlaf eine dritte in Rohrbach im Odenwald, bis ich endlich in der folgenden Nacht übernächtigt gegen Sonnenaufgang nach Hause fahren konnte. Drei Kinder hatten innerhalb von 24 Stunden das Licht der Welt erblickt. Ich freute mich über all die Glückseligkeit, an der ich teilhaben durfte.
Aber jetzt war ich müde. Ich fand kaum mehr die Richtung. Als ich - sicherlich wie benommen - nach Hause fuhr, streifte ich mit meinem Wagen an der Einfahrt unseren Torpfosten. Es gab einen lauten Schlag. Aber ich war nicht mehr fähig, mich darüber aufzuregen, vielleicht deshalb, weil durch allzu großen Streß körpereigenes Opium gebildet

wird? Als ich ausstieg, sah ich nicht einmal nach. Wortlos fiel ich ins Bett. Als ich nach einigen Stunden erwachte, beichtete ich meinem Mann den Vorfall. Er sah nach. Das Auto war beschädigt und der Türgriff abgerissen. Aber das zählte nicht. Kein böses Wort wurde darüber verloren. Ich habe einen lieben, einen guten Mann, der auch die unangenehmen Seiten meines Berufes mittrug. Wieder einmal mußte ich eingestehen, daß Müdigkeit am Steuer schlimmer sein kann als Trunkenheit. Ich wollte mich bessern!

Die Schwester des Bräutigams erwartete ihr erstes Kind. Das jedoch sollte nicht ausgerechnet heute und schon gar nicht in dieser Wohnung geboren werden. Da bei der werdenden Mutter aber noch vor der Hochzeitsfeierlichkeit die Wehen einsetzten, wurde ich gerufen.
Es war eine geräumige Wohnung, in der sich viele Familienangehörige befanden. Durch meine Untersuchung stellte ich fest, daß das Kind sehr bald geboren würde. Aber es war Zeit, zur Kirche zu fahren. Die Hochschwangere und ich blieben allein in der Wohnung. Besonders die werdende Oma konnte sich nur sehr schweren Herzens verabschieden. Aufgeregt offenbarte diese sich noch vor der kirchlichen Trauung dem Pfarrer. Bei der Feierlichkeit wurde nun auch für ein gutes Gelingen der Hausgeburt gebetet. Währenddessen half ich in der Wohnung des Brautpaares einem gesunden Jungen zur Welt. Mit Freudentränen und Jubel nahmen alle Familienmitglieder und Gäste das Wunder des neuen Lebens in Augenschein. Es war ergreifend!

Einige Tage danach war ich nachts um drei Uhr auf dem Weg zum 20 Kilometer entfernt liegenden Hofgut Mönchbruch. Es ist malerisch schön zwischen Wald und Wiesen gelegen. Der goldene Mond erleuchtete die Nacht. Schon von weitem sah ich einen Anhalter torkelnd auf der Straße. Ich fuhr langsam näher und sah, daß der Mann betrunken war. Es war mir zu gefährlich anzuhalten. Deshalb wich ich ihm mit Herzklopfen in weitem Bogen aus. Noch ganz erregt traf ich bei dem jungen Paar ein. Hier wurde ich ohne Erbarmen sofort voll in die Stiefel gestellt, denn das Kind ließ nicht lange auf sich warten. Als der Tag anbrach, fuhr ich nach Hause. Gern fuhr ich täglich zu dem idyllischen, von Kletterrosen umrankten Hofgut. Auf den umliegenden Wiesen graste friedvoll das Vieh. Immer wieder ergötzte ich mich am Anblick der Mutter Natur.

Sie war eine Krankenschwester und wollte auch ihr zweites Kind in der Klinik entbinden. Ihr Ehemann, ein Theologe, rief mich. Man wollte von mir wissen, wie weit die Geburt bis jetzt gediehen sei, und wann man am besten die Klinik aufsuche. Da sich aber die Kreißende bereits in der Übergangsphase befand, war ein Transport zur Geburtsbeendigung in der Klinik nicht mehr möglich. So erlebte diese Frau die schönste Hausgeburt, die man sich nur wünschen kann. Drei Jahre danach erlebten wir gemeinsam eine diesmal geplante Hausgeburt. Ein gesunder Knabe erblickte das Licht der Welt.

Nicht so leicht hatte es eine Schwangere aus Egelsbach. Ihr anthroposophischer Arzt leistete an jenem Morgen stundenlang Hilfe, bis die Geburt ein gutes Ende nahm. Auch bei ihrem zweiten Kind entband sie zu Hause, jedoch wesentlich schneller und leichter.

Da ich noch immer die einzige motorisierte freiberufliche Hebamme für den Großraum Darmstadt und Umgebung war, wurde meine Arbeit immer anstrengender. Aber es war das Leben, das ich mir ausgesucht hatte: ein Leben der Pflichterfüllung und Aufopferung und nicht ein Leben des Vergnügens.

Die außergewöhnlich schwere Geburt eines weiteren Enkelkindes

Freudige Erwartung war wieder in unserem Haus. Aber zuvor sollte noch Urlaub gemacht werden. Zunächst fuhr unsere jüngste Tochter mit ihrer Familie in den Schwarzwald, weil sie erst in einigen Wochen ihr Kind erwartete. Als sie wieder zu Hause war, fuhr ich mit meinem Mann auch dorthin in den Urlaub, jedoch mit einigem Unbehagen.
An diesen schönen Tagen ergötzten wir uns an den landschaftlichen Reizen des Schwarzwaldes. Allabendlich riefen wir zu Hause an. Eines Abends klagte unsere Tochter über vorzeitige Wehen, weshalb ich sie zum Arzt verwies. Da ihr Zustand weiter kritisch blieb, beendeten wir den Urlaub vorzeitig. Es dauerte nur noch wenige Tage. Täglich nahm ihr Kind eine andere Lage ein, bedingt wahrscheinlich durch übermäßige Beweglichkeit des Kindes in einer schlaffen Gebärmutter. Bald nahm die Geburt mit vorzeitigem Blasensprung und unvollkommener Steiß-Fuß-Lage ihren Anfang.
Bei Wehenbeginn fielen zunächst eins, dann beide Füßchen vor. Mit Unterstützung des Frauenarztes wagten wir uns an "unsere" Steißgeburt. Noch vor der Entbindung trafen wir entsprechende Vorkehrungen. Wir forderten den Frühgeburten-Transport-Inkubator an und bestellten zur Geburtsbeendigung noch den Notarzt.
Der Frauenarzt mußte die klassische Armlösung anwenden, dann den Veit-Smellieschen-Handgriff. Das Köpfchen konnte er nur mit dem umgedrehten Prager Handgriff lösen.

Hier erlebte ich zum ersten Mal den Ablauf der ungünstigsten aller Steißlagen. Deshalb muß ich sagen, daß leider gerade unsere Tochter die schwerste Entbindung während meines Berufslebens durchmachen mußte und die schlimmste Prozedur ihr kleiner Sohn.
Der Notarzt konnte dem Kind sofort über die Nabelschnur das noch in der Plazenta befindliche sauerstoffreiche Blut in den Körper pumpen, wodurch eine künstliche Sauerstoffzufuhr sich erübrigte. Des Kindes wegen konnten wir zunächst aufatmen. Auf Grund der auch für das frühgebo-

rene Kind schweren Geburt wies es der Notarzt in das Kinderkrankenhaus ein. Dort wurde es untersucht und weiter versorgt.
Eine doppelseitige Lungenentzündung ließ uns erneut um das Leben des Kindes bangen. Es benötigte eine Sitzwache, die es ständig, Tag und Nacht, absaugte. Dazu war es so trinkschwach, daß es künstlich ernährt werden mußte. Nachdem die erste Krise überstanden war, wurde festgestellt, daß sich an seinem rechten Oberarm eine "Erbsche Lähmung" zeigte (nicht erblich, sondern nach dem Erforscher Dr. Erb benannt). Zunächst wurde der Arm hochgebunden.
Zu Hause lag unsere Tochter mit einer Becken-Venen-Thrombose im Wochenbett. Da sie fest liegen mußte, wurde eine durch ihre schwere Entbindung entstandene Symphysenruptur zunächst nicht erkannt. Erst wenige Tage später wurde die behandlungsbedürftige Ruptur (Schamfugenzerreißung) durch eine Röntgenuntersuchung festgestellt. Noch nie in meinem Beruf hatte ich so etwas erlebt.

Unsere Tochter hatte unendlich viel Geduld für diese langwierige Behandlung. Inzwischen kam ihr Kind nach Hause. Im Bett sitzend konnte sie ihr Söhnchen täglich mehrmals und über mehrere Monate hinweg beturnen. So ist es weitgehend ihr zu verdanken, daß die "Erbsche Lähmung" ganz behoben werden konnte.
Die Behandlung der Symphysen-Ruptur erstreckte sich auf mehrere Monate. Es gab mir viel zu denken. Für mich blieb die Frage: Habe ich alles richtig gemacht? Jedenfalls schwor ich mir damals, nie wieder eine Steißgeburt zu machen.

Aber es kam anders. In den folgenden Jahren wurde ich noch einige Male vor die Situation "Beckenendlage" gestellt. Sofern es zeitlich machbar war, gab ich diese immer in die Klinik ab. Aber ein paar wenige verblieben mir doch, weil es zur Einweisung zu spät war. Gottlob konnte ich bis zu meinem Ausscheiden aus dem Beruf alle diese Geburten positiv beenden.
Obgleich "unsere Steißgeburt" auch für mich einen Schock bedeutete, mußte ich weiter arbeiten. Schon zwei Tage nach der Geburt unseres Enkelkindes entband ich Lieselotte in

einem Dorf im Odenwald von ihrem ersten Kind. Zwei Hausgeburten in anderen Gegenden erfolgten innerhalb weniger Stunden. Zwischenzeitig besuchte ich auch täglich unser eigenes Baby im Krankenhaus. Es war eine sehr anstrengende Zeit.

Ein junges unverheiratetes Paar lebte seit sechs Monaten zusammen. Jetzt meldete sich die Geburt des Kindes an. Schneller als erwartet war der Nachwuchs da, ein kleiner schwarzbehaarter Junge. Noch während der Überwachung der Nachgeburtsperiode bemerkte ich, daß sich die jungen Leute wegen der Vaterschaft des Kindes stritten. Ich tröstete die Mutter und besänftigte den Mann. Im Wochenbett gestand mir die junge Mutter, daß sie zwar Freunde gehabt hätte vor ihrer Schwangerschaft, aber mit keinem anderen Mann außer ihrem Partner intim gewesen sei. Der Mann zog die Durchführung eines erbbiologischen Gutachtens in Erwägung. Die Kindesmutter bestätigte, daß sie mit gutem Gewissen dem Ergebnis entgegen sehe.
Drei Jahre später war das junge Paar verheiratet. Bei der Entbindung ihres zweiten Kindes sah ich den bildhübschen Knaben, welcher seinem Vater wie aus dem Gesicht geschnitten war. Dies veranlaßte mich wegen des Gutachtens nachzufragen. Sein Vater antwortete, daß dieser Knirps ihm doch von Tag zu Tag ähnlicher werde. Deshalb habe er das Gutachten zurückgezogen. Jetzt war das zweite Kind da, und an dessen Vaterschaft zweifelte er nicht.

Nach meiner Tätigkeit bei dieser Patientin, wurde ich zu Isolde, einem fünfzehnjährigen Mädchen gerufen. Es war ein Kind noch, das ein Kind bekam. Sie freute sich auf das, was in ihr gewachsen war, so wie sich nur ein Kind auf eine neue Puppe freuen kann.
Mit viel Zuwendung und Streicheleinheiten spürte sie über ihren Wehen meine führende Hand. Für sie wurde es ein positives Geburtserlebnis. Mit ihr führte ich einige Jahre später, sie war unterdessen verheiratet, noch zwei schöne Hausgeburten durch. Für sie blieben diese Entbindungen ein prägender Abschnitt in ihrem Leben. Emotional blieb sie mit mir in besonderem Maße verbunden.

Es war wieder Vollmond. In allen Himmelsrichtungen regte sich etwas. Da wurde ich zunächst in die Stadt gerufen. Eine Frau wollte nun doch zu Hause entbinden, obwohl sie eine ambulante Geburt geplant hatte. Es verlief auch alles gut. Leider war die Frau psychisch so sehr angeschlagen, daß sie schon am zweiten Wochenbettag in die neurologische Abteilung eines Krankenhauses verlegt werden mußte. Auf deren Anforderung führte ich die weitere Wochenbettpflege durch.

Als ich am ersten Morgen kam, wurde es mir ganz schwer ums Herz. Eine Schwester empfing und begleitete mich. Ein Schlüsselbund rasselte. Ich kam mir wie in einem Gefängnis vor. Eine Tür wurde vor mir aufgeschlossen und hinter mir wieder zu, eine Treppe hoch und dann das gleiche wieder und wieder, bis mir endlich das Einzelzimmer meiner Wöchnerin aufgeschlossen wurde. Hier befand sich die weinende Kindesmutter. Ich hatte es nicht leicht, sie zu trösten, denn ihr Kind durfte nicht bei ihr sein. Es war in das Kinderkrankenhaus gebracht worden.

Zwei Wochen später informierte mich die Kindesmutter telefonisch, daß sie und ihr Kind wieder zu Hause seien.

In einer mondhellen Nacht fuhr ich zur nächsten Hausgeburt nach Zwingenberg an der Bergstraße. Hier gebar Susanne ihr drittes Kind, den kleinen Henning. Insgesamt bekam sie fünf Kinder, alle zu Hause.

Auf meinem Heimweg wurde ich über Funk zu der Kinderkrankenschwester Lena nach Langen gerufen. Vierzig Kilometer hatte ich noch zu fahren. Aber die Städte waren durch eine Autobahn verbunden. So ging es doch relativ schnell.

Danach kam in Darmstadt die Kindergärtnerin Brunhilde nieder. Sie hatte es nicht leicht. Eine hintere Hinterhauptlage, die durch eine falsche Einstellung des kindlichen Kopfes in das mütterliche Becken entstanden war, verursachte eine erhebliche Verzögerung der Austreibungsperiode. Zur Entbindung zogen wir ihren Frauenarzt zu, der die Kindesmutter durch eine ausgedehnte Episiotomie von ihren Schmerzen erlöste. Endlich war der vier Kilogramm schwere Björn, ihr erstes Kind, geboren. Danach fragten wir sie, ob sie denn noch einmal eine Hausgeburt machen

würde. Sie sagte: "Ja, immer wieder, denn in der Klinik hätte es auch nicht anders geboren werden können." Sie war trotz aller Pein mit der Hausgeburt zufrieden.
Sehr viel leichter als sie hatte es Ruth, ihre Nachbarin, bei der Entbindung des kleinen Nils. Auch sie bezeichnete ihre Hausgeburt als äußerst positiv, weshalb sie zwei Jahre danach wieder mit mir entband. Dieses Mal war ihr Kind bereits geboren, noch bevor ich kam. Sie war von einer Sturzgeburt überrascht worden. Danach brachte sie einen Artikel in die Zeitung, der unter dem Titel "Bessere Beratung für die Hausgeburt" veröffentlicht wurde.

Wieder hatte sich mit dem Einverständnis ihres Gynäkologen eine Mutter zur Hausgeburt entschlossen, obgleich sie wenige Jahre zuvor in der Klinik von einem toten Kind entbunden worden war.
Jetzt erwarteten wir ihr zweites Kind. Gemeinsam mit dem Arzt saß ich in der heißen Augustnacht in ihrer Wohnung in Darmstadt. Die Kreißende konnte sich hier nach ihrem Gutdünken frei bewegen. Zwischenzeitig kontrollierten wir sehr häufig die kindlichen Herztöne. Sogar der werdende Vater beteiligte sich daran. Die Preßphase war nur kurz. Bald hatte die junge Mutter einem gesunden Knaben des Leben geschenkt. Die Freude war überwältigend. Später gab es Herzton-Wehen-Schreiber, durch die solche Kontrolltätigkeiten erheblich erleichtert wurden.

Ein Umzug in den Odenwald veranlaßte Christine, eine Hochschwangere, mit ihrem ersten Kind zunächst bei ihrer Freundin in der Wohnung zu bleiben. Auch dieses Kind war mit mir daheim geboren worden. Während die beiden Männer noch mit dem Umzug beschäftigt waren, setzten bei der Schwangeren die Wehen ein. Als die Männer abends zurückkamen, war alles vorbei. Ein Erdenbürger mehr durfte in ihre neue Wohnung mit einziehen, wo ich dann Mutter und Kind im Wochenbett versorgte.
Eine junge Mutti aus Wixhausen hatte die Geburt ihres ersten Kindes in der Klinik als zu unpersönlich gefunden. Deshalb hatte sie sich jetzt beim zweiten Kind für eine Hausgeburt entschlossen. Wir besprachen alles ausführlich. Die Schwangere hatte auch alle üblichen ärztlichen Vorsor-

geuntersuchungen in Anspruch genommen. Nachdem sich keinerlei Regelwidrigkeiten zeigten, sprach nichts gegen eine Hausgeburt. Schnell und gut erblickte Sabrina das Licht der Welt. Beate, die junge Mutter empfand diese Art der Entbindung als sehr positiv. Sie bat aus diesem Grund die Presse um eine Reportage, während ich bei ihr einen Wochenbettbesuch tätigte. Der Bericht wurde in einer Tageszeitung veröffentlicht, wodurch ich wieder in das Licht der Öffentlichkeit geriet. Dies zog nun wieder ein Echo von Seiten der Geburtskliniken nach sich.

Es blieb und bleibt für mich die Frage, ob die Gegner der Hausgeburt auch bedenken, welche Gefahren, resultierend aus der Klinikentbindung, die ja von ihnen auch nicht bestritten werden, sie gegen die alten Gefahren der Hausgeburt eintauschen. Es ist zum Beispiel immer wieder festzustellen, daß die Wundheilung (Episiotomie, Naht) in der Hausgeburtshilfe eine wesentlich bessere ist, wie in der Klinik. Da die Mütter in ihrer häuslichen Umgebung immer nur mit "hauseigenen" Keimen in Berührung kommen, die die Naht nicht beeinträchtigen. In der Klinik sind es oft Fremdkeime, welche die Wundheilung öfters erschweren.

Ich hatte schon lange bemerkt, daß viele Frauen gewillt waren, die Verantwortung für ihre Geburt selbst zu übernehmen. Auf die Erlaubnis vieler Mediziner zu warten, war hier fehl am Platze. Vor dem Hintergrund meiner Berufserfahrung, achtete ich strengstens darauf, daß bei Frauen mit Hausgeburtsabsichten eine regelmäßige Schwangerenvorsorge stattfand. Grundsätzlich gingen ausführliche Gespräche dem Vorhaben voraus. Zeichneten sich nach meinem Ermessen Risikofaktoren ab, bat ich die Frauen, in einer Klinik zu entbinden, gegebenenfalls ambulant. Die Wochenbettversorgung zu Hause war durch mich immer gewährleistet.

Wieder wurde ich in allen Ecken gebraucht. Auf meinem Weg zu einem Wochenbettbesuch in Stockstadt am Rhein erreichte mich im Auto über Funk die Nachricht, daß ich ganz dringend in Darmstadt gebraucht werde. Obgleich ich sofort in diese Richtung fuhr, wurde mir im Auto wenige Minuten später mitgeteilt, daß das Kind bereits geboren sei.

Ich bat über meinen Sprechfunk, zwischenzeitig den Notarzt zu rufen, da ich eine Fahrzeit von mindestens 20 Minuten einkalkulieren mußte. Als ich endlich in der Wohnung ankam, war auch schon die Plazenta geboren, und alles lag zusammen auf einem falsch unterbauten, jetzt zusammengebrochenen Geburtsbett. Ich erlöste Mutter und Kind aus diesem Debakel. Danach war wieder alles in Ordnung. Den Notarzt hatte das junge Paar nicht angerufen aus Angst, man würde Mutter und Kind nun doch noch in die Klinik schaffen.
Danach entband ich die Ehefrau eines Kinderarztes in ihrer Wohnung von ihrem ersten Kind. Nach diesem positiven Erlebnis entschlossen sich die Eheleute eineinhalb Jahre danach zu einer zweiten Hausgeburt. Tochter Nina und Sohn Tobias durften zu Hause zum ersten Mal das Licht der Welt erblicken. Es spricht doch für sich, wenn manche Ärzte bei ihrer eigenen Frau die Hausgeburt einer Klinikentbindung vorziehen.

Stürmische Winde fegten über Straßen und Felder, als ich in einer stockdunklen Nacht bei starkem Regen nach Rüsselsheim fuhr. Meine Patientin konnte eine dort wohnende Kollegin nicht für ihre Hausgeburt gewinnen. Ich hatte einen Fahrweg von 25 Kilometern. Da ich zwei Jahre zuvor die Patientin damals in Darmstadt von ihrem ersten Kind entbunden hatte, wollte sie auch diesmal wieder zu Hause entbinden. Das Ehepaar hatte mir einen Stadtplan gesandt, damit ich ihre Wohnung besser fände. Verabredungsgemäß wollte mich ihr Ehemann an der Autobahnausfahrt abholen. Leider benutzte ich die falsche Abfahrt. So fuhr ich an diesem sehr späten Abend, mit der Straßenkarte in der Hand, in die für mich fremde Stadt. Es regnete in Strömen. Die Straßenschilder waren vom Auto aus nicht zu erkennen. Und bei diesem "Hundewetter" war auch kaum jemand auf der Straße.
Endlich sah ich ein junges Paar unter einem Regenschirm vor einem Geschäft stehen, wo es Schutz vor dem allzu bösen Wetter suchte. Ich stieg aus und sprach sie an. Die beiden kannten sich in dieser Gegend aus und fuhren hilfsbereit mit mir im Wagen den kürzesten Weg zu meiner Pati-

entin. Nackt saß ihr zweijähriger Sohn neben seiner Mutter und "half" ihr beim Pressen. Gleich wurde das kleine Mädchen geboren.

In Wixhausen besuchte ich vor vielen Jahren mit meinem Mann einen unterhaltsamen Rotkreuzabend. Um Mitternacht spürte mich dort ein werdender Vater auf und holte mich ab. Rosel, seine Frau, erwartete ihr erstes Kind. Jetzt waren die Wehen eingetreten.

Es war tristes Wetter. Wegen fast undurchdringlichen Nebels mußten wir sehr langsam fahren. In Worfelden wartete schon ungeduldig die junge Kreißende auf unser Erscheinen. Um drei Uhr war der kleine Mann bereits geboren. Danach dauerte es zehn Jahre, bis das Ehepaar ihr zweites Kind bekam. Dieses Mal begann die Geburt bei Sonnenaufgang mit Blasensprung. Die werdende Mutter war sehr erschrocken, weil die erste Geburt ganz anders abgelaufen war.

Zunächst verpackte sie sich dick, damit sie nicht zu naß wurde. Weil noch keine Wehen da waren, ging sie mit ihrem Mann auf das Feld zum Spargelstechen. Sie wußte nicht, daß durch die Feldarbeit eine Infektion auftreten kann. Auch andere Gefahren, wie Nabelschnurvorfall und Ähnliches, die durch einen vorzeitigen Blasensprung eintreten können, waren ihr nicht bekannt.

Als sie mit ihrem Mann nach Hause kam, begannen ihre Wehen. Nun erst wurde ich gerufen. Bald war ihr kleiner Sohn geboren. Es gab aber glücklicherweise weder bei der Geburt noch im Wochenbett Komplikationen.

Tragische Folgen hatte eine andere Geburt auf Grund von Zuckerkrankheit. Diese schwere Krankheit wurde mir von einer spanischen Gastarbeiterin verschwiegen. Erst bei Geburtsbeginn lernte ich die Frau kennen. Sie war übermäßig dick. Durch ihren gespannten Bauch konnte ich kaum die Lage des Kindes ermitteln. Die kindlichen Herztöne waren gut. Zur Geburtsbeendigung zog ich den Arzt zu. Dieser machte einen Dammschnitt. Danach kam ihr übergewichtiges Kind blau-asphyktisch (scheintot) zur Welt. Es wog 5.700 Gramm und war 60 cm lang. Der Arzt wies es in das Kinderkrankenhaus ein, wo es am nächsten Tag verstorben ist. Leider hatte die Schwangere nie einen

Arzt aufgesucht. Sie sagte auch erst jetzt, daß ihr erstes Kind zwei Jahre zuvor in Spanien ebenfalls tot geboren sei. Die Frau maß ihrer schweren Krankheit leider nicht die nötige Bedeutung bei.

Das Jahr 1980 ging zu Ende. Mit viel Schnee gingen wir in das Neue Jahr hinein. Die Neujahrsnacht war kurz, denn bei Andrea, der Tochter einer befreundeten Familie, hatte sich die Geburt ihres ersten Kindes angekündigt.
Endlich, es hatte bis gegen Mittag des Neujahrstages gedauert, war ihr gewichtiger Knabe von 4.320 Gramm, nach Durchführung einer Episiotomie, zu Hause geboren. Niemand war mehr müde, obgleich keiner von uns geschlafen hatte. Leider mußte ich meine Frischentbundene zur ambulanten Versorgung eines Dammrisses in das Krankenhaus schicken, weil zu diesem Zeitpunkt in der freien Praxis kein Arzt zur Verfügung stand.
Es schneite weiter. Ganze Büschel Schnee, wie man es schon lange nicht mehr in unserer Gegend gesehen hatte, fielen vom Himmel. Die Landschaft war gleichmäßig hoch zugeschneit. Der Schnee blieb liegen. Manchmal mußte ich zur Wochenbettpflege durch die engen Straßen der Altstadt fahren. Immer hatte ich Angst, daß mir jemand entgegenkommen und es Schwierigkeiten geben könnte.

Die Kirchenuhr schlug Mitternacht, als ich aus dem Haus ging. Ich mußte zu einer Hausgeburt nach Gundernhausen auf den "Millionenbuckel". Eisige Kälte hatte den hohen Schnee zusammengefroren. Hinzugekommen war Glätte, die das Befahren dieser Anhöhe sehr erschwerte. Die in einer Wohngemeinschaft lebende werdende Mutter hatte mich jedoch rechtzeitig gerufen. Morgens nach acht Uhr war dann der Knabe gesund geboren. Alle freuten sich riesig, daß die Geburt so gut gegangen war. Sie fühlten sich gemeinsam für das Wohlergehen von Mutter und Kind verantwortlich.

Endlich wurde es milder. Aber wieder fiel Neuschnee. Unter diesen Witterungsverhältnissen wurde ich in Darmstadt gebraucht. Es war Nacht. Dicke Schneeflocken fielen hernieder. Wie ein Schneemann kam ich in der Wohnung der

Kreißenden an, denn ich hatte noch ein schönes Stück Weg zu laufen. Jennifer, die zweite Tochter des Ehepaares, war bald geboren.
Als ich nach dieser Geburtsbeendigung zu meinem Wagen kam, war er ganz zugeschneit. Nachdem ich die Autoscheiben frei gemacht hatte, konnte ich mit etwas Mühe nach Hause fahren.

Schnee und Eis verursachten mir in diesem Winter wieder erhebliche Verzögerungen. Kaum hatte ich eine Patientin aus Seeheim zur ambulanten Geburt in das Krankenhaus gebracht, als ich schon zu einer 30-jährigen Frau nach Darmstadt gerufen wurde. Sie erwartete ihr zweites Kind. Alle Parkplätze in ihrer Straße waren belegt, denn es war Nacht. Also waren die meisten Berufstätigen zu Hause. Ich mußte nun um die Ecke in die nächste Straße einbiegen. Endlich fand ich ein Plätzchen, mußte aber erst den Schnee zur Seite schaufeln. Währenddessen hatte die Kindesmutter ihr Kind allein geboren. Verzweifelt rief der Vater wieder bei mir zu Hause an. Mein Mann sagte: der Zeit entsprechend müßte ich längst bei ihnen sein. Deshalb rief er mich über Funk an und konnte nun dem Kindesvater sagen, daß ich unweit von ihrer Wohnung, jedoch in einer Nebenstraße, mir verzweifelt einen Parkplatz vom Schnee frei machte.
Der Kindesvater kam zu mir und arbeitete weiter. Er parkte auch meinen Wagen danach dort ein, während ich das Kind abnabelte und seine Frau versorgte. Die junge Mutter hatte überraschend schnell ein rosiges Mädchen geboren. Leider hatte es einen Hydrocephalus. Wegen dieses angeborenen Wasserkopfes mußte das Kind in der Uniklinik operiert werden. Ihm wurde ein Ventil in den Kopf eingesetzt, welches das Wasser ableitete. Danach kam es wieder nach Hause. Ich weiß jedoch nicht, wie groß die Lebenschancen solcher Kinder sind.
Unter noch stets erschwerten Witterungsverhältnissen wurde ich zu einer Hausgeburt zu Susanne in Ober-Roden gerufen. Dreißig Kilometer hatte ich zu fahren. Es war noch Nacht, als ich die ersten Straßenpassanten sah, sie waren auf dem Weg zu ihrer Arbeit. Ich hielt an einer Bushaltestelle und bat um Auskunft, wo das neue Wohngebiet sei. Einer der Männer meinte: Bei solchem Wetter, bei Schnee

und Glatteis, gehöre keine Frau auf die Straße, und dazu noch zu nachtschlafender Zeit. Ein liebenswürdiger Herr fuhr mit mir zur nächstgelegenen Telefonzelle, von der ich die in Erwartung lebenden Eheleute anrufen konnte. Der werdende Vater holte mich dort ab. Das neu erschlossene Wohngebiet war schwer zu finden. Es waren noch keine richtigen Straßen gebaut. Hier und da stand ein Haus. Ich war froh, als wir endlich am Ziel waren.
Wenige Stunden später erlebten wir gemeinsam eine "Bilderbuchgeburt". Klein-Johanna wurde geboren. Auf Grund dieses positiven Erlebnisses folgte etwa drei Jahre danach eine zweite Hausgeburt, bei der ein Knabe gesund zur Welt kam.
Nachdem Klein-Johanna geboren war, mußte ich am gleichen Tag Lena aus Arheilgen zur ambulanten Entbindung schicken. Es war mir einfach unmöglich, zwei Frauen gleichzeitig zu entbinden. Die Frau wählte die Praxis eines renommierten Frauenarztes. Für ihre Nachsorge stand ich wieder zur Verfügung.
Leider hatte diese Patientin bei ihrer zweiten Entbindung das gleiche Pech. Wieder einmal war ich bei einer anderen Entbindung beschäftigt. Es sollte einfach nicht sein, daß sie eine Hausgeburt machen konnte. In jener Nacht saß ich für mehrere Stunden, zusammen mit einem Frauenarzt und einem Kinderarzt, bei Doris, der Ehefrau eines jungen Mediziners. Hier konnte ich beiden Ärzten den Ablauf einer ganz normalen Hausgeburt demonstrieren. Es waren keinerlei Medikamente und keine ärztliche Hilfeleistung erforderlich. Eineinhalb Jahre danach, als deren zweiter Sohn ebenso spontan zu Hause geboren werden konnte, waren es nicht nur für mich, sondern auch für beide Ärzte wieder nächtliche Stunden des Wartens ohne jegliche ärztliche Tätigkeit.

Es mangelte an freiberuflichen Hebammen. Immer war ich allein! Leider mußte auch Jeanette aus Urberach ambulant von ihrem Töchterchen entbunden werden. Sie hätte doch allzu gerne eine Hausgeburt erlebt. Es wollte kein Ende nehmen mit den Doppelgeburten zu gleicher Zeit. Aus Idealismus bin ich immer wieder dem Wunsch der Frauen nachgekommen, ihnen bei ihrer geplanten Hausgeburt Hilfe zu leisten, sofern ich dazu in der Lage war.

Richter verurteilen programmierte Geburt, harte Arbeit durch vermehrte Hausgeburten

Hellblau spannte sich der Himmel über das frische junge Grün der Wälder. Die ersten Forsythien zeigten den Frühling an. Die Blüten leuchteten wie Gold. Unzählige funkelnde Tautröpfchen auf den Gräsern erfreuten mich. Ich war wie immer zu jeder Tages- und Nachtzeit voll beschäftigt, auch an den beiden Osterfeiertagen.
In dieser Zeit stand in einer großen Tageszeitung ein Artikel mit der Überschrift "Richter verurteilen programmierte Geburt". Wieder einmal wurde die Hausgeburt in den Mittelpunkt gerückt. Oh, wären doch noch eine oder zwei Kolleginnen für die freie Geburtshilfe dagewesen!
Es gab wieder Hausgeburten in allen möglichen Gegenden. Oh, wieviele Kilometer hat mein Auto schon mit mir zurückgelegt! Wie ich das alles ausgehalten habe? Ich weiß nicht, mit wieviel Kraft und Ausdauer ich gesegnet war!
Bald lag der Sommer über unserem Land. Von einem wolkenlosen Himmel brannte die Sonne herunter. Ich war in Ernsthofen im Odenwald mit meinem Auto unterwegs. Die Luft zitterte vor Hitze. Mir wurde schlecht, ich erbrach und bekam ganz plötzlich starke Kopfschmerzen. Ein Hitzschlag hatte mich ereilt, von dem ich mich nur sehr langsam erholte.
Als es mir endlich besser ging, kam es erneut zu einem "Geburten-Boom". Unter anderem entband ich eine Akademikerin von ihrem zweiten Kind. Ihr erstes Kind hatte sie ambulant in Frankfurt geboren. Sie erläuterte ihre unterschiedlichen Erfahrungen an einem von Pro-Familia angesetzten öffentlichen Diskussionsabend, der unter dem Motto stand: "Geburtsmedizin in Darmstadt".
Über die Presse wurde öffentlich zur Diskussion zum Thema "Geburtsmedizin in Darmstadt" eingeladen. Gesondert eingeladen hatte man zu diesem Film- und Diskussionsabend viele Klinikärzte. Auch ich, die einzige freipraktizierende Hebamme für den hiesigen Raum, wurde nicht vergessen. Am Podiumstisch war bezeichnenderweise jedoch für mich kein Platz reserviert.

Dies bemängelte zu Beginn der Veranstaltung ein Frauenarzt, der noch hinter der normalen Hausgeburt stand. Ich erklärte mich bereit, aus der Menge heraus zu diskutieren. Vor mir saßen fast ausschließlich Gegner der Hausgeburt. Mit knisternder Spannung wurde der Abend eingeleitet.

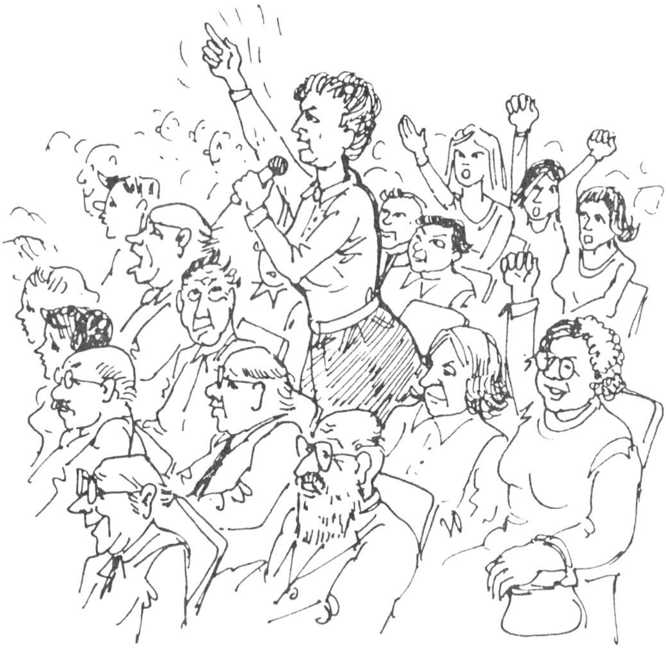

Auch die Anstaltshebammen fehlten. Es waren sehr viele Interessierte, besonders Schwangere, zugegen. Schon lange merkte ich, daß Ärzte die sogenannte "Geburtsmedizin" im breiten Rahmen an sich ziehen wollten. Es wird viel zu wenig berücksichtigt, daß die meisten Geburten spontan verlaufen - so man sie läßt! Viel zu tief scheint in den Köpfen der Geburtshelfer der Gedanke zu sitzen, daß bei allen Entbindungen ein Hang zu Komplikationen besteht. Daß es aber gerade Hebammen sind, die eventuelle Komplikationen rechtzeitig erkennen, daran dachte man offensichtlich nicht. Wozu bräuchten wir sonst ein Staatsexamen? Zum Kinder baden oder Mütter abspülen bestimmt nicht!

Jeder der an der Diskussion teilnehmenden Ärzte stellte sich namentlich vor und sagte, für welche Klinik er spreche. Ich war allein als Hebamme für die Hausgeburt. Es gab viel und scharfe Kritik. Ich vertrat jedoch energisch meinen Standpunkt. Von mir zu Hause entbundene Frauen griffen in die Diskussion ein und bekannten sich mit Sympathieausbrüchen zu der mit mir durchgeführten Hausgeburt - sehr zum Leidwesen vieler Kliniker. Es entstand eine harte Diskussion, über die die Presse unter dem Titel "Klinikärzte machen Front gegen die Hausgeburt" berichtete.

Die Arbeit ging weiter. Wieder war Geburtstag in der Familie, und ich war, wie schon oft, nicht da. Für mehrere Stunden war ich mit der 32-jährigen Anna in Roßdorf beschäftigt. Dann war Klein-Sarah geboren. Am folgenden Tag stand noch meine Tätigkeit bei der Ehefrau eines Hoteliers an. Sie erwartete ihr erstes Kind. Außer ihrem betreuenden Frauenarzt war auch ihr Vater, ein ausländischer Arzt - bei der Entbindung zugegen. Dieser war schon einige Tage zuvor gekommen, um Beistand zu leisten. Es kostete viel Kraft, bis wir gemeinsam den neun Pfund schweren Knaben herausbefördert hatten.

Danach bekam ich über Nacht eine sehr schmerzhafte Gelenkkapselentzündung im linken Schultergelenk. Ich konnte nicht mehr arbeiten. Also verständigte ich den ausländischen Arzt, den Vater der Frischentbundenen. Dieser nahm an, daß ich mich bei der Hausgeburt seiner Tochter überanstrengt hatte, und fühlte sich verpflichtet, mir spontan zu helfen. Er rezeptierte mir eine Spritze, die er mir in das Schultergelenk gab. Es tat sehr weh, aber der Arzt war davon überzeugt, daß mir so am schnellsten geholfen sei. Ich war sehr skeptisch, aber er behielt recht. Am nächsten Tag ging es mir wesentlich besser und am darauffolgenden Tag war ich wieder arbeitsfähig. Zusammen mit beiden Ärzten habe ich diese Frau noch zweimal zu Hause entbunden.

Diese Hausgeburten waren wesentlich leichter, als die erste.

Wieder wurde ich aus allen möglichen Richtungen zu Hilfe gerufen. Erst klingelte nachts um drei Uhr das Telefon für eine Erstpara aus dem vorderen Odenwald. Als ich den Hörer auflegte, klingelte es erneut. Der Ehemann einer jungen Erstgebärenden in der Stadt unterrichtete mich davon, daß seine Frau in den Wehen liege. Ihm versprach ich, weil mein Weg ohnehin an dessen Wohnung vorbeiführte, zuerst nach seiner Frau zu sehen. Gesagt, getan! Ich war sehr erschrocken, als ich die Patientin mit Preßwehen bei sichtbarem Kopf antraf. Mir war klar, daß ich nicht weiterfahren konnte. Also rief ich bei der erstrufenden Patientin an und fragte, wie weit sie wohl unter der Geburt stehe. Da das Ehepaar durch einen Geburtsvorbereitungskurs gut Bescheid wußte, teilte mir der Ehemann mit, daß er annehme, seine Frau befände sich in der Regressionsphase. Da ich hier nicht mehr fort konnte, und leider keine andere Kollegin für die Hausgeburt zur Verfügung stand, bat ich ihn in dieser Notsituation, seine Frau zur ambulanten Entbindung in das Krankenhaus zu bringen.
Während "mein" Kind geboren wurde, entband die andere Patientin ambulant im Krankenhaus. Und schon wieder klingelte das Telefon. Ich sollte zu einer Hausgeburt nach Eschollbrücken fahren. Da aber die Überwachung der Nachgeburtsperiode ebenso wichtig wie die Entbindung ist, gab ich dort telefonisch Bescheid, daß ich leider verhindert sei. Ich bat, die Patientin zur ambulanten Geburt in die Klinik zu bringen. Solche Überschneidungen kamen leider immer wieder vor.

Aber damit nicht genug. Bei mir zu Hause kam zur gleichen Zeit ein vierter Anruf für eine Hausgeburt in Crumstadt. Da mein Mann wußte, daß ich im Augenblick ohnehin nicht abkömmlich war, verständigte er mich erst gar nicht mehr, sondern verwies die Patientin gleich in das Krankenhaus. Das bereute Linda jedoch sehr, denn ihr Kind kam erst am Nachmittag auf die Welt. Bis dahin wäre ich längst frei gewesen. So kam es, daß in jener Nacht nur eine Mutter zu Hause entbinden konnte und drei Frauen ambulant

entbunden werden mußten. Ihre Wochenpflege habe ich aber dann übernommen.
Damit war ich für die nächsten Tage voll beschäftigt. Allein schon die weiten Wege, die ich zu fahren hatte, benötigten viel Zeit.

Als ich mich gerade bei einem Wochenbesuch in Crumstadt befand, wurde ich über Funk nach Pfungstadt-Hahn beordert. Aus diesem Ort war niemand angemeldet. Ich fuhr trotzdem hin. Es waren ohnehin nur wenige Kilometer.
Zu meiner Überraschung traf ich eine mir bekannte Frau an. Sie erwartete ihr neuntes Kind und war auch bei mir zur Hausgeburt in ihrer Wohnung im Odenwald angemeldet. Zur Zeit befand sie sich mit ihrer ganzen Familie auf einem Campingplatz in Stockstadt am Rhein. Dort ereilten sie die Wehen. Deshalb wollte ihr Mann sie zur ambulanten Entbindung in die Klinik bringen, was nicht gelang, denn sie war von der "schnellen Truppe". Unterwegs wurde die Frau von ihren Wehen überwältigt. Sie erkannte ihren Zustand und bat ihren Mann, mit ihr zu einer in der Nähe wohnenden Bekannten zu fahren, die mich dann auch in ihre Wohnung bestellte. Die Kreißende hatte gemerkt, daß es nicht bis in die Klinik reichen würde. Wenige Minuten später war ich schon da und fand dort die Kreißende mit Preßwehen bei sichtbarem kindlichen Po. Wieder einmal galt es, die Umstände so gut wie möglich selbst zu bestimmen. Was nützte mir jetzt der Schwur, keine Beckenendlage mehr zu machen? Jetzt stand ich wieder vor Tatsachen! Nicht einmal einen Arzt konnte ich zu dieser Steißgeburt rufen. Schon wenige Minuten nach meinem Eintreffen hatte ich die Beckenendlage nach Bracht entwickelt, wofür sich Klein-Pia durch kräftiges Schreien sofort bedankte. Nach Überwachung der Nachgeburtsperiode brachte ich die Mutter mit ihrem Kind, nach "ambulanter" Geburt bei ihrer Bekannten, zurück auf den Campingplatz. Hier führte ich die tägliche Wochenpflege durch.

Eine Woche danach tätigte ich nachts in der Stadt eine schnelle Hausgeburt. Eine Episiotomie war erforderlich. Da leider zu diesem Zeitpunkt kein Gynäkologe zur

Verfügung stand, mußten wir den Notarzt um die Damm-Naht bitten. Zunächst lehnte dieser ab, weil er kein Nahtbesteck habe. Doch dieses konnte ich ihm zur Verfügung stellen. So mußte die junge Mutter wenigstens nicht in die Klinik gebracht werden. Für den Notarzt war dies jetzt eine erledigte Sache. Die Naht heilte wunderbar. Notärzte können eben doch alles!

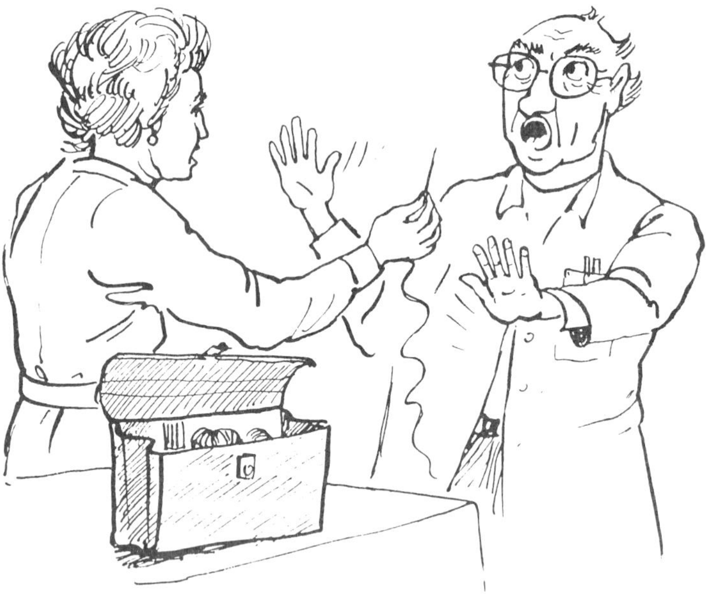

So gingen die Monate in die Lande. Als freiberufliche Hebamme war ich immer für meine Frauen da - sofern ich nicht gerade bei einer anderen Geburt war. Mich rief man ja nicht nur im Augenblick der Geburt. Man rief mich in der Schwangerschaft - nicht selten umsonst. Man rief mich bei Wehenbeginn oder immer, wenn man das Bedürfnis nach Auskunft, Trost oder Hilfe hatte.
Es war mein Leben, als Hebamme alleine im Großraum Darmstadt zu arbeiten. Manchmal dachte ich, wieviel leichter es doch die angestellten Hebammen haben. Sie stehen zu gegebener Zeit ihren Frauen als freundliche und hilfsbe-

reite Person zur Seite. Sie sind aber meist, wenn die Frauen den Kreißsaal verlassen haben, für diese nicht mehr erreichbar. Wenn die Klinikhebamme ihre vorgeschriebenen Stunden gearbeitet hat, kann sie nach Hause gehen, auch wenn sie eine Kreißende viele Stunden betreut hat. Eine andere Kollegin übernimmt dann ihre Patientin. Trotzdem wollte ich nicht tauschen und als angestellte Hebamme arbeiten.

Mein Mann mußte in den vorzeitigen Ruhestand treten. Gemeinsam machten wir dann Urlaub. Ich sollte wieder Abstand nehmen von meiner Arbeit und mich innerlich frei machen von allen Berufspflichten. Meine Mutter lebte während dieser Zeit in der Familie unserer jüngsten Tochter. Drei Kinder hielten die Familie auf Trab. Nach vierzehn Tagen kam ich gern wieder zurück. Das alte "süße" Leben fing an, wie es aufgehört hatte. Ich war noch nicht eine Stunde zurück, als ein Kind in Griesheim mit meiner Hilfe das Licht der Welt erblickte. Andere Frauen mußten zwischenzeitig in der Klinik entbinden, obgleich sie Hausgeburten geplant hatten.
Kurz nach unserem Urlaub wurde nachts bei uns eingebrochen. Erst am frühen Morgen bemerkten wir es. Aus meinem Schreibtisch wurde die Kasse gestohlen. Diese enthielt außer Bargeld auch für mich wichtige Unterlagen, wie meine Niederlassungserlaubnis, alle Rentenunterlagen und KFZ-Briefe. Es war sehr schwer, dies alles als Zweitschrift wieder zu erlangen.
Noch während die Polizeibeamten den Diebstahl aufnahmen, wurde ich auf ein an der Bergstraße gelegenes Hofgut gerufen. Erst da bemerkte ich, daß auch meine Wochenbett-Tasche gestohlen worden war, die ich um Mitternacht nach einer Hausgeburt auf meinem Schreibtisch abgestellt hatte. Hier waren mein Kraftfahrzeugschein, mein Führerschein und viele andere wichtige Dokumente drin. Ohne Papiere mußte ich zur Hausgeburt fahren. Ich wurde dringend erwartet. Wenig später erblickte ein kleines Mädchen das Licht der Welt. Nach dieser Hausgeburt erledigte ich die anstehenden Wochenbettbesuche. Der Diebstahl konnte leider nie aufgeklärt werden.

Das Leben ging weiter. Nach einem langen Tag folgte eine lange schlaflose Nacht. Gegen Mitternacht wurde ich zu Ramona gerufen. Dreißig Kilometer mußte ich zurücklegen, bis ich ihre Wohnung im Odenwald erreichte. Laura, ihr kleines Mädchen, wurde bald geboren. Bei Sonnenaufgang konnte ich nach Hause fahren.
Inmitten eines bewaldeten Gebietes lag ein großes sattgrünes Wiesengelände. Hier hielt ich ein Weilchen an, beobachtete äsende Rehe, entdeckte ein Eichhörnchen und atmete frische Waldluft und erfreute mich wieder einmal an der Schönheit der Natur. Dabei dachte ich darüber nach, daß, wenn ich nicht als freiberufliche Hebamme arbeiten würde, es mir wohl nie vergönnt gewesen wäre, außer dem göttlichen Geschehen der Geburt eines Menschen auch die Schönheit der lebendigen Natur genießen zu können.
Durch zuviel Nachtarbeit kam gelegentlich auch bei mir einmal am Tag der Zeitpunkt, an dem ich nicht mehr konnte. Dann fuhr ich auf ein oder zwei Stunden nach Hause und legte mich hin, gerade weil ich erfahren hatte, daß Müdigkeit schlimmer als Alkoholgenuß sein kann.
Bald führte mein Weg nach Zwingenberg an der Bergstraße, wo ich Helmtraud, eine Lehrerin, von ihrem ersten Kind entbinden konnte. Von da aus mußte ich direkt zur nächsten Hausgeburt nach Darmstadt. Katrin, eine Arztfrau, gebar ihr Töchterchen Helen-Sophie im Eiltempo. Sie wollte ambulant entbinden, aber das war zeitlich nicht mehr möglich. Danach folgte eine Sozialpädagogin mit ihrem zweiten Kind, den kleinen Hannes. Nach einem Wochenbesuch bei der Letzteren fiel ich wegen eines zu schnellen Schrittes eine hohe Treppe hinunter. Wegen Verdacht auf Gehirnerschütterung mußte ich einige Tage im Krankenhaus bleiben. Jetzt hatte ich Zwangsurlaub. Kaum war ich jedoch wieder daheim, da wurde ich schon gerufen. Etwa einen Monat lang konnte ich jedoch keine Hausgeburten leiten.

Mutter

Noch ehe das Jahr zu Ende ging, wurde meine Mutter pflegebedürftig. Ihre Pflege übernahm tagsüber unsere jüngste Tochter. Sie hat ein liebes, gutes Wesen und ist immer hilfsbereit. Ihr Geheimnis, zu allen Menschen gut zu sein, besteht wahrscheinlich in der Kunst, jeden Menschen in seiner Individualität zu verstehen.

Mein Mann war durch seinen vorzeitigen Ruhestand nun zu Hause, ich jedoch sehr selten. Es war für uns außerordentlich schwer, jede Nacht für die Mutter da zu sein, denn wer sonst sollte in der Nacht ihre Pflege übernehmen? Es war meine, unsere Mutter, die es verdient hatte, daß man sie jetzt pflegte.

Klischees machten sich bei ihr bemerkbar. Der Arzt verordnete Dämpfungsmittel. Ich betete, daß unser Herrgott mir die Kräfte erhalten möge, die jetzt zusätzlich notwendig wurden. Meine gütige, rücksichtsvolle Mutter, die mich vor vielen Mißgeschicken bewahrt hatte, war eine Frau voller Selbstbeherrschung. Fast mein ganzes Leben lang hatte sie mich begleitet. Jetzt aber hatte sich ihr Wesen verändert. Dieser Situation standen wir manchmal, in der Unvollkommenheit unseres eigenen vergänglichen Lebens, hilflos gegenüber. Doch, wir durften nicht aufgeben!
Vier Monate waren vergangen, seit meine Mutter pflegebedürftig wurde. Dann ging es ihr endlich besser. Ihre körperlichen und geistigen Kräfte kehrten weitgehend zurück. Sie konnte wieder aufstehen. Ein Wunder war geschehen! Ihr Mut und ihre Stärke schienen unerschöpflich. Sie war wieder bei uns in der Wohnung. Für uns war es eine riesige Erleichterung und für sie eine große Selbstbestätigung. Sie konnte wieder in der Küche etwas tun, konnte Telefonate annehmen und Auskünfte erteilen und mich über Funk wieder ansprechen. Dies alles ließ mich auch beruflich wieder viel leichter arbeiten.
Sie war es auch, die mich eines späten Nachmittags über Funk zu einer Sturzgeburt nach Eppertshausen schickte. Fünfundzwanzig Kilometer waren es bis dorthin. Als ich

kam, war schon ein strammer Junge von 4.380 Gramm geboren. Leider war ein Dammriß dritten Grades entstanden, der im Krankenhaus versorgt werden mußte.
In entgegengesetzter Richtung kam noch in der gleichen Nacht in Eberstadt eine "alte" Erstpara im Beisein ihrer Freundin, einer Ärztin, nieder. Diese hatte ich auch schon zu Hause in ihren eigenen vier Wänden entbunden. Mit etwas Geduld ging auch alles gut.

In meinem Beruf ging es weiter wie eh und je. Bei einer Hausgeburt hatten die Eltern sich gut auf eine Entbindung in ihrer Wohnung vorbereitet. In einem mit fließendem warmen und kalten Wasser versehenen geräumigen, hellen Zimmer hatten sie ein von beiden Seiten zugängliches Geburtsbett aufgestellt und sich auch sonst für die Hausgeburt gut eingerichtet.
Den Geburtsbeginn hatten wir telefonisch dem Frauenarzt mitgeteilt. Ich blieb zunächst mit den werdenden Eltern allein. Die Kreißende war durch einen Geburtsvorbereitungskurs über die Vorgänge bestens informiert. Die Eröffnungperiode überbrückte sie mit Laufen gut. Die kindlichen Herztöne hatte ich zwischendurch öfters kontrolliert.
Mit dem Tiefertreten des kindlichen Köpfchens setzten in der Preßphase jedoch schlechte kindliche Herztöne ein. Gottlob kam gerade der Arzt. Unter Verwendung der Saugglocke beendete er die Geburt. Das Neugeborene wurde dadurch nicht in Mitleidenschaft gezogen. Es atmete sofort und ließ bald danach seine Stimme ertönen.

Ich war sehr froh, auch in den achtziger Jahren noch auf einen so hochkarätigen Frauenarzt zurückgreifen zu können, der seine fachliche Qualifikation auch in der Hausgeburtshilfe einsetzte und somit Verantwortung übernahm.

Unter schlechten Witterungsverhältnissen, bei Schnee und Glatteis, bei Tag und Nacht mußte ich meinen hilfsbedürftigen Frauen zur Seite stehen. Ich tat es gern. Wieviel Zeit ich auf den Landstraßen verbrachte, ist unvorstellbar. Immer und überall war ich im Auto durch meinen Arzt-Sprech-Funk und meinen Euro-Funk erreichbar.

Als ich eines Nachts von einer Hausgeburt in Groß-Zimmern heimfuhr, erreichte mich über Funk die Nachricht, daß ich in Eberstadt bei Gerda zur Entbindung erwartet würde. Ich fuhr sofort zu der 31-jährigen Erstpara. Sie war bislang mit ihrem Mann und ihrer Geburtsvorbereiterin alleine gewesen. Gemeinsam konnten wir ohne medikamentöse und ohne ärztliche Hilfe eine schöne Entbindung nach Lamaze durchführen. Klein-Felix bedankte sich sofort mit kräftiger Stimme.

Zum Jahresende stellte ich auf Grund meines Hebammentagebuches fest, daß ich in den vergangenen 365 Tagen in 193 Nächten und an allen Tagen gearbeitet hatte, meine Urlaubs- und Krankheitszeit nicht mitgerechnet.
Leider konnte oder wollte ich damals noch nicht erkennen, daß dieses Leben auf die Dauer zu anstrengend war. Schon zwei Jahre später hatte mir der Herrgott einen Schlußstrich gezogen. Nun, Er wußte, warum.

Linda, eine 22-jährige Kinderkrankenschwester, entband mit mir zu Hause. Nach der Nabelschnurblutabnahme dieser rh-negativen Patientin und nach Ausstoßung der Plazenta mußte ich feststellen, daß ihr kleiner Sohn wahrscheinlich eine angeborene Anämie (Blutarmut) hatte.
Wir brachten das Kind sofort mit dem Frühgeburten-Transport-Körbchen in das Kinderkrankenhaus, wo die Kindesmutter bis zu ihrem Mutterschutz gearbeitet hatte.
Dorthin fuhr sie nun täglich mehrmals zum Stillen, bis sie ihr Baby wieder gesund nach Hause holen konnte.

In einem entfernten Dorf wohnte eine Filmemacherin. Noch nicht sehr lange war sie von einer westafrikanischen Inselrepublik zurückgekehrt, wo sie seit längerer Zeit als Entwicklungshelferin gearbeitet hatte. In Neutsch wurde die kleine Alice geboren. Gerne fuhr ich täglich durch die schöne, idyllische Landschaft zur Wochenbettpflege. Nach ihrer geglückten Hausgeburt schenkte sie mir die von ihr selbst verfaßte, interessante und bebilderte Broschüre über ihre Erlebnisse in Afrika mit dem Titel: "Die Frauen von Achadaleitão".

Nun beorderte man mich wieder in eine ganz andere Richtung. In Ober-Roden wurde Benjamin geboren. Auch diese zweite Geburt war ein Familien-Ereignis. Die noch nicht dreijährige Johanna, die in der gleichen Wohnung von mir zur Welt gebracht worden war, durfte auch dabei sein. Sie sah, wie der Kindesvater der Kreißenden half, ihre Schmerzen leichter zu überwinden. So streichelte auch das Töchterchen seiner Mutter das Haar. Es war ganz rührend! Zwei Verwandte waren noch anwesend, die das positive Geburtsereignis fotographisch festhielten.

Wir hatten drei Wochen Urlaub geplant. Diesmal verbrachte meine Mutter die Zeit bei unserer ältesten Tochter, die inzwischen nur wenige Minuten zu Fuß von uns wohnte. Nach vierzehn Tagen unterbrachen wir unseren Urlaub, weil ich an der Landestagung der Hebammen in Bad-Vilbel teilnehmen wollte. Am Vorabend fuhren wir zurück, um am nächsten Tag rechtzeitig dort zu sein.

Zu Hause angekommen, klagte Mutter über körperliche Schwäche. Aber schließlich war sie ja auch schon fast 89 Jahre alt. Sie war mit sich selbst nicht mehr zufrieden, denn sie merkte, daß ihre körperlichen Kräfte wieder nachließen. Ich redete ihr gut zu. Aber nie hätte ich geglaubt, daß ihr Ende so bald nahen würde.

Am folgenden Tag nahm ich dann an der Landes-Hebammen-Tagung teil.

Einen Tag später fuhr ich mit meinem Mann wieder fort. Wir wollten noch eine Woche Urlaub machen. Nachmittags, als wir bereits weg waren, bekam Mutter erstmals Magenschmerzen. Abends wurde es schlimmer. Unsere älteste Tochter rief den Arzt. Er äußerte den Verdacht eines Darmverschlusses. Deswegen wurde Mutter in Begleitung ihrer Enkelin in das Krankenhaus eingewiesen.

Hier wurde festgestellt, daß wegen Magendurchbruchs eine sofortige Notoperation erforderlich war. Unsere jüngste Tochter fuhr sofort zu uns, um uns die schlimme Nachricht persönlich zu überbringen. Ich wußte, daß eine so schwere Operation für einen Menschen in ihrem Alter fast hoffnungslos ist. Kurz vor Beendigung der Operation kamen wir beide im Krankenhaus an. Bald danach kam ein Arzt und bestätigte mir meine Befürchtungen: Magendurchbruch!

Der altersbedingte Leber- und Darmkrebs veranlaßte die Ärzte, nicht weiter zu operieren. Sie wollten für die wenigen Tage, die Mutter noch lebte, nur ihre Schmerzen weitgehend lindern. Jetzt fragte ich mich: Hatte meine Mutter ihr nahes Ende doch gespürt, wie damals auch mein Vater? Jetzt erst dachte ich an die Worte:

Wir sind oft so hart und ohne Güte
Zu Menschen, die uns nahe sind.
Es ist ein Jammer, wie uns das Verfrühte,
Unüberlegt, in die Stunden rinnt.
Wir sind wie Toren, die zu spät begreifen,
Wie flüchtig unsere Erdenstunde ist.
Und wenn wir endlich dann zum Gutsein reifen,
Verstreicht vielleicht die letzte Gnadenfrist!

Und sie war fast verstrichen! Mutter wurde aus dem Operationssaal gebracht. Man hatte ihr einen Tropf angehängt. Manchmal klagte sie bei mir über Magenschmerzen. Die Schwester gab ihr dann ein schmerzlinderndes Mittel in den Tropf.

Ich blieb bei ihr bis zum nächsten Abend. Dann schickte man mich nach Hause. Mutter sollte alleine gelegt werden und eine Sitzwache erhalten. Jeder - außer mir - hatte gewußt, warum. Ich war sehr müde, denn ich hatte jetzt mehr als 40 Stunden nicht geschlafen. Aber es war ja nicht das erste Mal in meinem Leben. Leider verstarb meine Mutter 34 Stunden nach der Operation.

Unsere älteste Tochter sagte, daß es für sie ein wundersames Geschenk gewesen sei, bei ihrer Oma - ihrer Mutter zugleich - gewesen zu sein, als sie den letzten Atemzug machte und die irdische Hülle verließ, um dorthin zurückzukehren, von wo sie gekommen war. Sie ist davon überzeugt, daß Mutter ihre wärmende Hand bis zu ihrem letzten Atemzug verspürte. Die Mutter war es, was braucht es der Worte mehr?

Nachdem wir Mutter zur letzten Ruhe gebettet hatten, mußte das Leben wieder weiter gehen. Leben erlischt und neues erwacht. Immer wieder denke ich daran, daß das Erste, was der Mensch vorfindet im Leben, die Familie ist.Und das ist es auch, was ihn durch ein ganzes Leben hindurch trägt. Die Familie ist auch wieder das Letzte, wonach er die Hand ausstreckt, wenn sein irdisches Leben zu Ende geht. So nahe liegen Geburt, Leben und Tod beieinander.

Eine stärkere Macht

Mir blieb keine Zeit zum Grübeln. Noch fühlte ich mich gesundheitlich voll auf der Höhe. Zunächst gab es bei der Frau eines Arztes im Beisein ihres Gynäkologen eine schöne Hausgeburt. Das Kind wurde glücklich und gesund zu Hause geboren. Diesmal gelang das Vorhaben der Eheleute, eine Hausgeburt zu machen, nachdem die Frau drei Jahre zuvor ambulant entbinden mußte, da ich bei einer anderen Hausgeburt tätig war.

Danach kam in Pfungstadt eine junge Erstgebärende nieder. Mehr als ein Jahr hatte sie in der Dritten Welt gelebt. Dort gab es nur Hausgeburten. Deshalb wollte sie auch zu Hause entbinden. Ihr Gynäkologe sprach sich ganz dagegen aus, aber sie setzte sich durch. Ihre Hausgeburt verlief ohne jegliche Komplikationen.

Eine Ärztin anthroposophischer Weltanschauung, die ich schon einmal zu Hause entbunden hatte, bekam Wehen. Gegen Mitternacht traf ich bei ihr ein. Schon eine halbe Stunde später wurde ihre Tochter mit einem Geburtsgewicht von 4.580 Gramm und 57 Zentimeter Länge geboren. Ein Dammriß war nicht entstanden. Doch viel schlimmer war, daß eine Atonie einsetzte. Die überdehnte Gebärmutter (Uterus) konnte sich, wahrscheinlich auf Grund der Geburt ihres übergroßen Kindes, nicht so schnell zusammenziehen, um eine Blutung zu verhindern. Ich mußte die Atonie medikamentös stillen. Aber dies wurde von der Kindesmutter entschieden abgelehnt. Sie versuchte sich mit homöopatischen Tröpfchen und anderen Mitteln selbst zu helfen. Auch die Hinzuziehung des Notarztes lehnte sie ab, weshalb ich ihren anthroposopischen Gynäkologen anrief. Er war sehr schnell da, obwohl er relativ weit entfernt wohnte. Inzwischen hatte meine Patientin so viel Blut verloren, daß ich gegen ihren Willen ein Mutterkornpräparat spritzte. Noch hatte sie die Kraft zu sagen, daß sie mich wegen Körperverletzung anzeigen werde. "Tun Sie das," habe ich gesagt, "da weiß ich wenigstens, daß Sie noch leben, denn ich stehe lieber wegen Körperverletzung als wegen unterlassener Hilfeleistung mit Todesfolge vor Gericht." Ich konnte einfach nicht zusehen, wie ohne meine Hilfe die

Frau fast verblutete. Ich mußte meine Pflicht tun. Ab und zu verlor sie das Bewußtsein. Ihr Puls wurde flach und ihr Blutdruck war fast nicht mehr meßbar. Aber sie schlief trotz aller Erschöpfung nicht ein. Die Blutung stand jetzt. In diesem Zustand traf der Frauenarzt die Kindesmutter an. Nun wollte er ihr doch Blutersatz verabreichen. Nachdem er dieses vorbereitet hatte, wurde der Blutdruck der Frischentbundenen langsam wieder meßbar. Deshalb sah er von der Übertragung des Blutersatzes ab. Er überwachte die Patientin ständig. Langsam erholte sich die Frau. Der Arzt und ich blieben noch mehrere Stunden bei ihr, bis wir sie guten Gewissens verlassen konnten.
Ich weiß, daß nur mit Gottes Hilfe alles ein gutes Ende genommen hatte. Hier erkannte ich erneut, daß über uns in kritischen, selbst verzweifelten Fällen noch eine stärkere Macht waltet.

Diese Macht bestimmte auch, daß dies mein letztes Berufsjahr sein würde. Ich hatte jedoch davon noch keine Ahnung, es war schlichtweg unvorhersehbar! Wie hätte ich auch an so etwas denken können, wo ich noch im Vollbesitz meiner körperlichen und geistigen Kräfte war? Im Januar hatte ich, außer an allen Tagen, auch in 21 Nächten gearbeitet. Ich kannte die Straßen und Landschaften bei Tag und bei Nacht. Oft sagte ich, ich habe zwei Berufe, ich bin Hebamme und Kraftfahrer zugleich. Für mich und meine Schwangeren stand noch immer ein renommierter Gynäkologe zur Verfügung, der viele Frauen bzw. Paare durch autogenes Training auf die Entbindung vorbereitete und auf Wunsch auch zur Hausgeburt zur Verfügung stand, sofern sich von vornherein keine Komplikationen abzeichneten. Dadurch konnte sich so manche Frau zur Hausgeburt bekennen.

Wieder einmal hatten zwei Frauen, die viele Kilometer voneinander entfernt wohnten, zur gleichen Zeit Wehen. Während Anneliese aus Griesheim mit mir ihr Kind gebar, bekam Ute in Gernsheim auch Wehen. Letztere mußte deshalb Klein-Anna ambulant zur Welt bringen, obgleich sie sehr gern zu Hause entbunden hätte.

Weil ich weiterhin alleine als freipraktizierende Hebamme arbeiten mußte, traten immer wieder solche Notsituationen ein.

Sabrina, die 39-jährige Ehefrau eines Arztes, erlebte im Beisein ihrer Freunde, eines Gynäkologen und eines Kinderarztes, eine schöne Hausgeburt, bei der ihr kleiner Jonas geboren wurde. Ein Jahr zuvor hatte sie Klein-Nina ambulant entbunden. Trotz ihres fortgeschrittenen Alters verlief alles sehr gut, wodurch alle Beteiligten wieder erkannten, daß eine Geburt doch eine ganz normale Sache ist.

Die im Ried wohnende Sieglinde wurde von einer Sturzgeburt überrascht. Klein-Miriam wurde schneller geboren, als ihre Mutter je erwartet hatte. Ich wurde zu spät gerufen und traf deshalb erst nach der Geburt ein. Friedlich lag das Kind auf dem Bauch der Mutter und schlief. Noch immer konnte es die Mutter nicht fassen. Zwei Jahre zuvor mußte sie bei der Entbindung des kleinen Kai stundenlange Wehen erdulden.

An einem schönen Frühlingsnachmittag wurde ich wieder in Zwingenberg an der Bergstraße tätig. Bei einer ersten schweren Hausgeburt hatte Waltraud vor fast zwei Jahren ein Söhnchen bekommen. Jetzt wurde ihr ohne Probleme die kleine Eva fast geschenkt. Von dort aus ging mein Weg direkt in die entgegengesetzte Richtung. In Münster bei Dieburg wohnte jetzt eine dorthin verzogene Zweitpara. Hier konnte der kleine Sven ebenso schnell und gut geboren werden, wie seine Schwester damals in Gräfenhausen. Man mag sich mal die Wege nach allen Himmelsrichtungen vorstellen, die ich in den folgenden Tagen fahren mußte! Obgleich manche Ärzte die Hausgeburt ablehnten, gab es im hiesigen Raum noch sehr viele Frauen, die der Hausgeburt nahe standen.

Ganz unerwartet waren die ersten Vorboten meines Ruhestandes da. Leider ging es mir gesundheitlich bald nicht mehr gut. Ich mußte einige Hausgeburten ablehnen, ehe ich im Sommer wieder arbeiten konnte. Von jetzt ab fiel mir die Nachtarbeit und das Treppenlaufen in höhere Stockwerke schwer.

Nur in den Hochhäusern gab es Aufzüge, die aber auch manchmal nicht funktionierten. Ich wollte aber noch nicht das Handtuch werfen! Immer, wenn ich gefordert wurde, ging es wieder - auch wenn ich zu Hause manchmal die "Fittiche" hängen ließ.
Bald danach war ich aber wieder "voll drin". Eine ganze Nacht war ich bei Doris in einem Hochhaus, bis sich Klein-Jennifer endlich am Morgen bemühte, auf die Welt zu kommen. Gleich in der folgenden Nacht tätigte ich wieder zwei Hausgeburten. Lange hatte ich mein Bett nicht mehr gesehen! Gefordert werden bedeutete für mich leben. Ich hatte keine Zeit zum Nachdenken, wie lange das mein Körper noch auszuhalten vermochte.
Ich war froh, daß noch so viele Frauen bereit waren, die Verantwortung für sich selbst zu übernehmen und selbst zu bestimmen, wo sie entbinden wollten. Viele Mediziner stellten sich ohnehin taub für Fragen bezüglich einer Hausgeburt. Gerade deshalb setzte ich noch meine letzten Kräfte ein. Aber die Natur rächte sich auf ihre Weise. Noch wußte ich nicht, daß dieses mein letztes Berufsjahr sein würde.

Nach einer nächtlichen Ruhepause wurde ich an die Bergstraße zu einer angemeldeten Erstpara gerufen. Bei allen Voruntersuchungen durch ihren Frauenarzt und durch mich lag das Kind richtig. Jetzt aber traf ich die Kreißende mit sichtbarem kindlichen Steiß an. Ich rief den Notarzt, obwohl ich wußte, daß sie zur Entbindung nicht mehr in die Klinik gebracht werden konnte. Es ging mir mehr darum, ärztlichen Beistand zu haben.
Der Notarzt war mit zwei Sanitätern sehr schnell zur Stelle. Jetzt wollte er die Kreißende, die unbedingt eine Hausgeburt wünschte, doch noch in die Klinik bringen. Ich habe ihm klargemacht, daß ich im Krankenwagen das Kind nicht aus einer Beckenendlage entwickeln möchte. Deshalb bat ich ihn um seine Unterstützung zu Hause. Er war darüber zunächst sehr erschrocken, und die beiden Sanitäter noch viel mehr. Diese meinten, daß es nicht steril sei. Da ich nicht schüchtern war, erklärte ich ihnen, daß ich darüber nicht mit ihnen diskutieren möchte, da ohnehin die Zeit dazu fehle. Ich bat sie, ins Nebenzimmer zu gehen, weil

die Kindesmutter, der Kindesvater, der Notarzt und ich allemal so steril seien, daß wir dem Kind hier auf die Welt helfen könnten.
Die Geburt schritt schnell voran. Ich legte eine Episiotomie an und entwickelte mit Unterstützung des Notarztes, die kleine Mirka nach "Bracht". Zum Erstaunen aller Beteiligten lag dann bald das rosige Bündel schreiend auf dem Bauch seiner Mutter. Die Plazenta kam gleich nach.
Jetzt fragte der Notarzt: "Und wer näht?" "Immer, wer fragt", sagte ich. Auf seinen Einwand, er habe kein Nahtmaterial und kein Nahtbesteck, war ich gefaßt. Ich wies ihn darauf hin, daß ich ihm alles, auch die örtliche Betäubung zur Verfügung stellen könne. All dieses führte ich immer in meinem Hebammenkoffer mit. Viele Frauenärzte in Darmstadt und Umgebung erwarteten das so von mir. Danach nähte der Notarzt die Patientin. Sterile Tücher und Handschuhe hatte er selbst dabei. Er setzte eine wunderschöne Naht, was mich veranlaßte, zu fragen, warum es immer abgelehnt würde, eine Naht zu Hause zu machen. Warum immer umständlich, wenn es einfach auch geht?
Ehe der Notarzt mit seinem Team ging, bemerkte er noch, daß er eine solche Geburt zu Hause noch nie erlebt habe, und daß er auch noch nie eine so gut ausgerüstete Hebamme gesehen habe. Ein kleines Kompliment für mich, das mir wirklich gut tat!

Bald kam es wieder zu einem, für mich zum letzten, Geburten-Boom. Erst mußte ich bei einer starken Raucherin ein "mangeliges" Kind zur Welt bringen. Das Baby sah schrumpelig wie ein alter Mensch aus. Wie als Ausgleich dafür kamen danach zwei Frauen mit Prachtbabys nieder. Marie-Luise, die Ehefrau eines Lehrers, konnte nach einer ersten ambulanten Entbindung ihre kleine Tochter Katja jetzt zu Hause schnell und gut entbinden. Ihre Nachbarin Anneliese erlebte bald danach mit mir auch eine schöne Hausgeburt. Auch dieses Ehepaar war glücklich, ihre kleine Hilke zu Hause auf die Welt bringen zu können.
Einer Fünftpara fiel erst bei Wehenbeginn ein, daß sie eine Hebamme zur Entbindung benötigte. Als mich über Funk die Nachricht erreichte, war ich bei einem Wochenbesuch im 30 Kilometer entfernten Münster im Odenwald. Als ich

nach mehr als einer halben Stunde zu der Frau kam, sagte sie mir vorwurfsvoll, es sei aber höchste Zeit, daß ich käme. Eine Hebamme müsse doch immer erreichbar sein. Daß ich aber noch mehr zu tun hatte, als zu Hause zu sitzen und auf den Ruf einer Patientin zu warten, die es nicht einmal für notwendig gehalten hatte, sich anzumelden, war ihr wohl nicht klar. Ihr Mann war auch noch zur Arbeit, weshalb mir ihre fünfzehnjährige Tochter bei der Entbindung half.
Eines Nachmittags war ich alleine zu Hause. Dies kam nur sehr selten vor. Nun setzte ich wieder einmal meine hausfraulichen Künste ein. Ich buk einen Kuchen. Früher hatte ich das sehr oft und sehr gern getan, aber jetzt fehlte mir die Zeit dazu. Kaum hatte ich den Kuchen in den Backofen gestellt, als das Telefon klingelte. Ich wurde in einen Außenbezirk gerufen. Ich sollte Bettina untersuchen und gegebenenfalls in die Klinik bringen. Dort wollte sie, wie auch bei ihrem ersten Kind, ambulant entbinden. Ich stellte den Backofen niedriger, damit der Kuchen zwar langsamer weiterbacken, aber nicht verbrennen würde, bis ich zurückkäme. Dann stellte ich meinen Anrufbeantworter ein, der mit meinem Funkgerät gekoppelt war. Bei einem Anruf wurde ich angepiepst und konnte dann von jedem Telefonapparat mein Band abhören und entsprechende Maßnahmen ergreifen.

Guten Gewissens fuhr ich zu der Kreißenden. Ich traf sie jedoch in der Austreibungsperiode an, Klein-Johanna wurde innerhalb weniger Minuten zu Hause geboren war. Jetzt mußte ich Mutter und Kind ordnungsgemäß versorgen, was mehr als zwei Stunden in Anspruch nahm.

Zu Hause blieb alles, so wie ich es verlassen hatte. Als ich von der Hausgeburt zurück kam, stand der Kuchen noch in der Röhre. Er war zwar nicht verbrannt, aber steinhart gebacken. Die Hauptsache war aber doch gewesen, daß ich noch rechtzeitig zur Entbindung kam. Als Andenken an diese Geburt erhielt ich von den Eltern ein schönes Bild ihres Kindes, auf dessen Rückseite steht: "Steinharter Kuchen, Klein-Johanna". Ein originelles Andenken!

Im November bekam ich ein neues Fahrzeug mit allen möglichen Extras. Eine Standheizung verhinderte, daß ich nach einer Entbindung in den kalten Wagen mußte. Meine Funkgeräte waren auch hier eingebaut. Man meinte es gut mit mir und ich wollte es voll auskosten. Dies sollte mir leider versagt bleiben, da ich schon einen Monat später schwer erkrankte.
Mit dem neuen Wagen durfte ich noch nach Zeilhard in den Odenwald fahren, um dort eine junge Erstgebärende zu entbinden. Sie lebte in einer Wohngemeinschaft, die von diesem, ach so wundersamen Erlebnis fasziniert war.
Zwischen dem ersten und zwölften Dezember arbeitete ich außer am Tag auch in zehn Nächten. Trotzdem merkte ich noch immer nicht - oder wollte ich es nicht wahr haben? - daß ich körperlich fast am Ende war.
Dann wurde ich schwer krank. Ich war erstmals so schwach wie nie zuvor im Leben. Durch eine Blutuntersuchung wurde festgestellt, daß ich mir in den letzten Wochen meines Berufes eine Hepatitis B, die schwerste Form der Gelbsucht, eingehandelt hatte. Dies erklärte den plötzlich auftretenden, schubweisen Kräfteverlust.
Mir war leider damals noch nicht bekannt, daß es neuerdings eine Impfung gegen diese schwere Berufskrankheit gibt. Erst nach meinem Ausscheiden aus dem Beruf wurde auf Grund meiner Anregung einige Monate später erstmals in einer Fachzeitschrift darüber berichtet.

Aus persönlichen Vorsichtsgründen hatte ich mir seit mehr als zehn Jahren in halbjährlichen Abständen ein Gesamtblutbild erstellen lassen. Immer war alles in Ordnung gewesen. Als ich Ende 1983 die Frau des Chefs eines Blutlabors von ihrem ersten Kind zu Hause entbunden hatte, führte auch dieser Fachmann eine Blutuntersuchung bei mir durch, mit dem Ergebnis, daß ich völlig gesund war. Erst danach konnte ich mich angesteckt haben. Leider konnte nicht festgestellt werden, bei wem ich mich infiziert hatte. Eine Hypertonie (Bluthochdruck) kam bei mir noch hinzu. Der Internist teilte dem Hausarzt mit, daß er mich bis zu Beginn der vorgezogenen Altersrente krank schreiben solle. Das war ein harter Schlag!

Jetzt wußte ich, daß ich die große Liebe zu meinem Beruf teuer bezahlen mußte. Der bloße Gedanke, vorläufig nicht mehr in meinem mir so lieb gewordenen Beruf arbeiten zu können, brachte mich fast zur Verzweiflung. Zur Kraftlosigkeit kam ein Sichgehenlassen. Mein Elan war schlagartig entschwunden. Ich weinte und weinte. Es war ein schwerer und langwieriger Prozeß, bis ich innerlich dazu bereit war, das, was Gott will, anzunehmen.

Schlußbetrachtung

Nachdem in der Öffentlichkeit bekannt geworden war, daß ich aufhören mußte, kamen viele Anrufe, Besuche und Briefe von Frauen, denen ich geholfen hatte. Doch all die schönen Worte "Mit ihrem Ausscheiden aus dem Beruf geht eine unwiederbringliche Ära zu Ende" nützten mir zu Anfang recht wenig, denn der schubweise Kräfteverlust war für mich psychisch kaum zu ertragen. Ich war noch gar nicht auf den Feierabend meines Lebens vorbereitet. Ich drohte, nach dem Streß eines überstandenen Berufslebens in einer verbitterten Monotonie zu versinken. Noch immer schwemmten Tränen einen Teil der Härte und Bitterkeit von meinem Herzen weg.
Noch unter Tränen zog ich meine Berufsbilanz: 3.448 Kinder hatten zu Hause mit meinem Beistand das Licht der Welt erblickt. Davon waren 61 Frauen mit Steißgeburten und 40 Zwillingsentbindungen sowie 18 manuelle Plazentalösungen im Hause. Außerdem betreute ich circa 3.000 Frauen, die teils ambulant, teils stationär entbunden hatten, in der Vor- bzw. Nachsorge. Ich hatte in der Ausübung meines Berufes eine wirkliche Befriedigung erlangt.

Ich weiß, daß das Leben weitergeht, daß irgendwann der tiefste Punkt des Unglücklichseins erreicht ist - und es ab da nur noch aufwärts gehen kann. Obgleich mir bewußt war, daß ab jetzt das Ende immer absehbarer wird, wollte ich noch leben, noch so vieles tun!
Unser Herrgott hat mich ein ganzes Berufsleben lang geleitet, wofür ich sehr dankbar bin. Mein Leben wurde von meinem geliebten Beruf geprägt. Zurückblickend auf meineKinder- und Jugendzeit, meine Ehe und meinen Beruf, danke ich allen, mit deren Hilfe ich meine Persönlichkeit gestalten konnte. Insbesondere danke ich meiner Familie für ihre Hilfe und liebevolle Rücksichtnahme. Gleichzeitig bitte ich all jene um Verzeihung, die glauben, daß ich sie im Leben jemals kränkte.
Anläßlich meines 35-jährigen Berufsjubiläums wurde mir von dem Deutschen-Hebammen-Verband die goldumrandete Hebammenbrosche zugestellt. Gleichzeitig wurde ich am

19.12.1985 in einer kleinen Feier von dem hiesigen Bürgermeister in den Ruhestand verabschiedet. Einige Bilder in der Presse zeugen davon. Nun war ich Rentnerin. Ohne Erbarmen schritt die Zeit voran. Ab jetzt fing für mich der Rest des Lebens an!
Jetzt aber sollte das Ende meines Berufslebens kein Sofa, sondern ein Sprungbrett sein. Ich habe wieder Lebensmut gefunden und möchte gern mit Gottes Hilfe noch viele, viele Jahre mit meinem Mann und mit meiner Familie verbringen. Gesundheitlich geht es mir wieder gut. Gegen die Hepatitis habe ich Antikörper gebildet. Die Hypertonie ist abgeklungen. Jetzt versuche ich weiterhin, meine geistige Aktivität zu erhalten. Ich trainiere meine grauen Zellen, um mich nicht in ein Vakuum entlassen zu fühlen, denn ich möchte kein sinnloses Dasein führen.
Ich habe mein Leben dokumentiert, habe über viele Regelwidrigkeiten und unterschiedliche Geburtsepisoden berichtet. Es sind fast ausschließlich nur Sonderfälle. Die meisten von mir geleiteten Geburten hatten aber natürlich den Status "normal".
Durch dieses Medium möchte ich, ehe die Spuren verwischen, einiges von meinem spannungsvollen Leben auf Papier festhalten und den nachfolgenden Generationen weitergeben, in der Hoffnung, bei jungen Menschen viel Liebe für diesen, wie ich meine, schönsten aller Frauenberufe zu entfachen. Damit sich diese, wie ich selbst in der vergangenen Zeit, ganz in den "Dienst der Zukunft unseres Volkes" stellen mögen. Mein Leben verlief nicht regelmäßig und nicht geometrisch glatt, sondern unregelmäßig, gewellt, gefaltet, nicht schnurgerade und nicht langweilig. Es war ein Leben mit Höhen und Tiefen, mit Biegungen und Brechungen.
Trotzdem habe ich es nie bereut, Hebamme gewesen zu sein. Wenn man mich heute fragen würde, ob ich dieses schwere Leben noch einmal auf mich nehmen würde, würde ich spontan mit "ja!" antworten. Ich bin davon überzeugt, daß ich die Kraft für dieses aufregende, dynamische Leben aus 2meinem Glauben geschöpft habe. Trotz meines Schicksals, vorzeitig aus meinem geliebten Beruf ausscheiden zu müssen, bin ich mir bewußt, ein dennoch erfülltes Leben gelebt zu haben.